통합적 접근을 통한

건강과학의 이해

통합적 접근을 통한

건강과학의 이해

김 명 · 김옥수 · 조미숙 · 홍양자 지음

이화여자대학교출판부

머리말

'건강과학의 이해'는 건강과학에 대한 개념을 이해하고, 간호, 운동, 영양, 보건관리의 다학제적 접근을 통한 건강 증진, 질병 예방, 건강 회복과 재활의 중요성과 역할을 이해하는 데 필요한 기초적인 지식을 함양하고 건강을 유지 관리하는 능력을 기르기 위한 목적으로 건강과학대학 공통필수과목 가운데 하나로 2007년에 개설된 과목이다.

건강과학이란 지역사회의 조직화된 활동을 통해 건강수명의 연장과 개인이나 집단 또는 지역 간의 건강 격차를 해소하고, 신체적 · 정신적인 효율을 제고하기 위한 과학이다. 이러한 새로운 다학제간 학문으로서 건강과학에 대한 관심이 대두하게 된 배경은 다음과 같다. 즉 우리나라는 소득 증가에 따른 건강한 삶에 대한 국민의 욕구 증가, 고령화 사회로 인한 노인 인구의 증가(2010년 10.7% 예상)로 인해 국가의 의료비 부담이 늘어나고 있고, 흡연, 음주, 운동 부족, 영양 불균형, 스트레스 등 불건전한 생활 습관이 사망과 질병의 원인으로 작용해 질병 구조는 만성화 · 다양화되고 있으며, 이러한 상황은 앞으로도 점점 가속될 것이다. 이러한 만성병 관리는 치료 차원의 접근보다 예방하는 적극적 건강관리 정책으로 바뀌야 할 필요가 있다. 따라서 건강생활 실천 → 질병예방 → 질병관리로의 각 단계별 국가적 차원의 개입 전략이 절실히 요구된다.

한편, 최근 개개인의 건강, 웰빙에 대한 관심이 증대되면서 보건소 등 공공 보건기관에 대한 건강 증진사업의 수요가 늘어나고 있어, 지역사회 건강 증진 인프라 구축 등 보건소 기능을 강화할 필요성이 높아지고 있다. 이미 우리나라는 1995년에 국민건강증진법이 제정되었으며, 2005년부터는 건강실천 행동에 초점을 둔 건강 증진사업이 전국 보건소에서 실시되고 있다.

인간의 건강은 유전적 소인, 생물학적 속성, 행동 양식, 물리적 환경 및 사회적 환경 등 여러 요인의 영향을 받으므로 이러한 건강 결정 요인과 건강 상태에 따른 건강 증진 정책이 이루어져야 한다. 그러므로 개인 차원의 바른 건강 습관의 형성과 습관화를 통한 건강 문제의 해결을 건강의 다차원적인 요소의 접근을 통해 모색함과 동시에, 새국민 건강증진 종합계획(New Health Plan 2010)을 중심으로 한 국가 차원의 보건정책 및 지역사회 활동을 통한 보건사업의 시행 또한 필요하다.

따라서 이 책에서는 처음으로 건강과학을 배우는 학생들에게 개인 수준의 건강 증진 및 국가정책, 지역사회 활동을 통한 건강 증진사업을 중심으로 간호, 운동, 영양, 보건교육 및 관리 등 다학제간의 통합을 통한 건강과학을 이해하는 데 필요한 기초적인 내용을 생애주기별 건강 이슈를 중심으로 통합적으로 새롭게 시도하고 있다.

이 책은 크게 3부로 구성되었다. 1부에서는 건강과학의 기초, 건강의 개념, 우리나라의 보건정책 등을 소개했고, 2부에서는 건강과학의 접근 방향을 간호, 보건관리, 식생활, 운동 측면에서 소개했는데, 구체적으로 간호의 주요 개념, 간호 과정 및 역할, 보건의료의 개념과 보건교육의 방법, 음식문화와 건강과학, 한국 음식의 건강과학성, 한국인의 영양과 관련된 건강 문제, 운동의 건강미, 운동 처방의 구성 등에 대해 다루었다. 3부에서는 생애주기별 연령 단계를 네 단계로 나누어, 각 연령 단계별 건강관리를 신체 발달 특성, 건강 이슈, 식생활과 영양관리, 신체 활동과 운동관리 측면에서 통합적으로 다루었다.

첫 번째 단계인 임신 · 수유기 및 영 · 유아기 건강관리 면에서는 첫째, 발육 · 발달의 원리 및 발육 · 발달 과정의 특징, 형태 발육 및 신체기관의 발달 특징에 대해 다루었다. 둘째, 건강 이슈는 임신과 피임의 이상적인 조건, 중절 수술, 불임 임산부의 건강 이슈, 산전관리, 분만, 출산 후 건강 문제점, 수유기의 건강 이슈인 모유 수유, 영 · 유아기의 건강 이슈인 예방접종과 영유아의 안전 등에 대해 다루었다. 셋째, 식생활과 영양관리 내용은 임신 · 수유부의 식생활, 영 · 유아기의 식생활과 영양관리, 수유가 모체에 미치는 이점과 모유의 장점, 영 · 유아기에 나타날 수 있는 영양 문제들을 소개했다. 넷째, 신체 활동과 운동관리 내용은 임신부의 운동, 수유부의 운동(산후 운동), 영 · 유아기의 운동 등을 다루었다.

두 번째 단계인 학령기와 청소년기의 건강관리 면에서는 형태 발육과 신체 기능 발달 특성에 대해, 건강 이슈는 아동 학대, 월경전증후군, 미혼모, 십대 임신, 음주, 흡연, 비만, 섭식 장애, 우울과 자살 등을 다루었으며, 학령기 아동의 식생활과 영양관리, 청소년기 아동들의 식생활과 영양관리, 학령기와 청소년기 아동들의 식품안전과 건강, 수험생의 건강 수칙 등에 대해서도 다루었다. 신체 활동과 운동관리에서는 학령기 아동의 신체 활동과 운동, 청소년기의 신체 활동과 운동으로 나누어 설명했다.

세 번째 단계인 성인기의 건강관리 면에서는 형태 발육과 신체 기능 변화의 발달 특성, 건강 이슈는 건강 증진, 스트레스, 암, 만성질환 등을 다루었다. 또한 성인기의 식생활과 영양관리는 식생활과 건강과 질병과 영양관리로 나누어 설명했으며, 성인기의 신체 활동과 운동관리에서는 운동 효과, 운동 처방 등을 다루었다.

네 번째 단계인 노년기의 건강관리 면에서는 노년기의 발달 특성을 노화설, 형태 발달, 신체 기능으로 나누어 설명했고, 노년기의 건강 이슈는 노인 인구의 증가, 노인의 건강 특성, 뇌졸중(중풍), 치매, 낙상, 요실금, 노인 학대, 상실과 죽음, 노인 시설 이용 등에 대해서, 노년기의 식생활과 영양관리는 노년기의 식생활과 건강, 우리나라 노인들의 영양 실태, 노인들의 식사관리, 장수 노인의 식생활로 나누어 다루었다. 또한 노년기의 신체 활동과 운동관리는 노인층을 위한 일반적인 운동 프로그램의 목적 및 내용, 노년기 자율신경 운동장애 예방 및 효과, 자율신경 실조증 치료운동의 예 등으로 나누어 소개했다.

건강과학대학의 신설과 함께 기존의 간호대학, 체육대학 체육과학과, 생활과학대학 식품영양학과, 사범대학 보건교육과 등으로 소속되어 있던 학과의 전공이 건강과학대학으로 통합되면서, 공통된 건강과학의 개념에 대한 이해의 필요성에 부응하고자 이 책을 내게 되었다. 모쪼록 미력하나마 향후 새롭게 건강과학도로서 학업에 정진할 후진들의 건강과학에 대한 기초적 정보 길라잡이의 역할을 할 지침서가 되기를 바란다. 출판의 시점에서 돌이켜볼 때 통합적 접근 방법에 의한 새로운 시도였으나 진행 과정에서 시간에 쫓기다 보니 미흡한 곳이 많아 아쉬움이 크다. 끝으로 전적으로 협조해 준 이화여자대학교출판부에 감사드린다.

2008년 2월 저자 일동

차례

건강과학의 기초

제1부

제1장

건강과학 개론

1. 건강과학이란 무엇인가?

건강과학이란 지역사회의 조직화된 노력을 통해 건강수명(healthy life)의 연장과 개인이나 집단 또는 지역 간의 건강 격차를 해소하고, 신체적 · 정신적인 효율을 제고하기 위한 과학이다. 건강과학은 최근 개인의 건강 수준이 향상되고 있고, 평균수명 및 유아사망률 등 국가 건강지표가 높아지고 있는 한편으로, 고령화 · 저출산 등 새로운 건강 문제가 대두되고 있으며, 체계적인 보건교육의 부재 등으로 인해 올바른 건강 생활 습관 실천이 제대로 이루어지고 있지 않을 뿐만 아니라 우리를 둘러싼 환경의 변화 등으로 인해 더욱 심각해지고 있는 건강 문제의 해결이라는 측면에서 대두되었다. 즉 우리 미래의 인적 자원인 사람들의 가장 소중한 건강 문제를 해결하고, 무엇보다 개개인 스스로가 건강 생활을 실천하고 건강을 유지 · 증진할 수 있도록 국가정책, 지역사회 활동을 통해 도울 수 있는 건강 증진의 개념을 중심으로 건강과학을 이해해야 할 것이다. 왜냐하면 질병이 생물학적 요인 외에 물리적 · 사회적 환경, 문화적 요인, 생활 양식에 의해 좌우되며, 건강 문제 또한 단순한 치료나 재활을 넘어 예방, 건강 증진까지 고려하는 포괄적 접근이 절실하게 요구되기 때문이다.

특히 산업화, 도시화 과정에서의 인구 밀집으로 인해 개인의 건강 문제는 주위 사람 혹은 주변 환경 등의 영향을 더 많이 받게 되었으며, 생활 습관이 변화함에 따라 질병의 만성화가 진행되고 있다. 이러한 여건의 변화는 개인뿐만 아니라 국가나 사회에서도 건강에 대한 책임을 져야 한다는 필요성이 커졌다. 이에 따라서, 최근 국가 보건의료 정책의 패러다임 자체도 많이 변화되어 치료보다는 건강 그 자체를 달성하는 것을 국가 주요 정책으로 삼게 되었다. 아울러 국가는 건강을 개인의 문제가 아닌 사회 발전을 위한 근본적 자산으로 인식하고, 국민 건강 증진을 위한 노력에 투자하고 있는바, 생애주기에 따른 다양한 건강관리 서비스 제공과 건강환경 조성 등에 주력하고 있다. 인간의 기본권이자 삶의 질(quality of life: QOL)의 결정 요소인 건강에 대한 간호, 영양, 운동, 보건 관리 및 교육 등의 밀접한 관련 학문 분야의 융합을 통한 건강과학의 필요성이 대두되었다.

이와 같은 다양한 노력을 통해 인간의 기본권이자 삶의 질의 결정 요소인 건강을 좀더 효과적으로 증진시키기 위해서는, 간호 · 영양 · 운동 · 보건관리 및 교육 등 밀접한 관련 학문 분야의 융합을 바탕으로 하는 건강과학적 접근이 무엇보다 중요하다.

⑴ 건강과학의 실천 단계

건강 개념의 적극성 정도

질병의 치료는 가장 소극적이며 부정적인 실천 단계이다. 질병의 조기 진단과 조기 치료, 질병의 예방 및 재활, 건강 유지, 건강 증진으로 갈수록 더욱 적극적 실천 개념을 갖는다고 볼 수 있다.

질병 예방

건강의 증진, 유지 및 보호, 재활과 질병 이환 및 고통의 최소화를 위한 질병 감소 및 완화 과정은 1~3차 예방으로 설명할 수 있다. 1차 예방은 질병에 걸리기 이전에 건강 위협 요인을 파악해서 이에 대한 감염 혹은 노출을 줄이는 것이며, 2차 예방은 질병의 진행 혹은 재발을 예방하기 위해 초기 단계에 질병을 발견하는 것이다. 3차 예방은 질병과 이로 인한 손상의 영향을 경감시키기 위한 활동 및 중재를 의미한다.

건강 증진

건강 증진이란 건강한 사람들이 자신들의 안녕감을 유지 · 증진시킬 수 있는 생활 습관을 개발할 수 있도록 개인과 지역사회의 방법을 개발하는 활동(미국공중보건국)이다. 즉 다시 말해서 건강 증진은 개인, 집단, 지역사회의 건강을 촉진하기 위한 행동과 여건을 지원하는 교육적 · 정치적 · 환경적 · 규제적 혹은 조직적 메커니즘의 조합이며, 계획된 조화라 할 수 있다.

협의의 건강 증진 개념은 건강에 유익한 생활 양식 및 환경의 변화를 통해 건강 잠재력을 함양함으로써 적극적으로 건강을 향상(1차 예방에 국한)시킨다는 것으로, 건강인을 대상으로 건강 상태의 유지, 증진을 위한 생활 양식 개발에 도움이 되는 지역사회 및 개인의 수단에 초점을 둔다.

오타와 헌장에서는 건강 증진을 통한 모든 사람의 건강 평등 실현에 초점을 맞추어, 현재의 건강 불평등을 줄이고 모든 사람의 건강 잠재력을 최대한 발휘할 수 있도록 동등한 기회 부여와 자원 확보가 건강 증진 사업의 목적이라고 설명하고 있다. 즉 건강 증진에서의 대중 참여 유도, 지역사회 보건 서비스의 강화, 건강한 공공 정책 수립, 건강 지원적 환경 조성, 개인의 건강관리 기술 개발, 전반적 건강 향상을 위한 보건 서비스의 역할 수행을 주로 하는 보건의료 체계로의 전향 등이 중요한 사업이 될 수 있다.

(2) 지역사회에서의 건강과학 전문가의 역할

지역사회에서 건강과학 전문가가 수행할 수 있는 역할은 개인 및 지역사회의 요구도 조사, 효과적인 건강 증진 프로그램 기획, 건강 증진 프로그램 수행, 건강 증진사업의 방법 및 자료 등의 개발, 건강 증진 프로그램의 효과 평가, 건강 증진 서비스 제공 조정, 효율적인 프로그램 수행을 위한 지역사회 내 인적 · 물적 자원 활용 및 연계 등을 들 수 있다.

우리나라의 건강 증진사업 담당 인력은 주로 의료법 · 의료기사 등에 관한 법률, 국민건강증진법, 정신보건법, 식품위생법 등에 의해 양성되고 있으며, 민간기관에서 일정 기간 교육을 받고 민간 자격증을 부여받아 종사하는 전문 인력도 있다.

2. 건강의 개념 및 역사

(1) 건강의 정의

건강의 정의는 시대, 나라에 따라 여러 학자들이 수많은 정의를 내리고 있다. 그러나 간단하게 소개하면 크게 3단계로 건강의 개념을 정의할 수 있다.

제1의 개념

'건강은 질병이 아닌 상태'로 보는 가장 초보적인 단계의 개념이다. 신체적 질병이나 이상이 없는 상태, 즉 신체적 건강만을 뜻한다는 신체 개념으로서, 19세기 중엽에서 20세기에 걸쳐 대두되었다. 문명의 진보와 사회의 복잡화에 따라 정신적으로 불건강한 사람이 증가함에 따라 정신 건강이 신체 건강 못지않게 중요하다는 심신 개념 등을 포함하는 세계보건기구(WHO)의 건강의 정의가 나오기 전까지는 건강을 질병과 대립적인 관계로 보고 병이 있으면 건강이라고 할 수 없으며, 병이 없으면 건강하다고 보았다. 즉 질병과 건강은 상대적인 관계이며, 더욱이 질병에 의해 건강을 규정하려고 하는 특징을 지닌 이원론적 건강관이라고 볼 수 있다.

이 개념은 "건강을 위협당한 상태가 질병이므로 질병만 제거하면 건강해진다"라는 기대를 갖게 한다. 지금까지 임상의학이 약이나 수술에 의해 질병을 제거하고자 하는 데 최대의 노력을 기울여 온 것은 결국 이러한 기대에 의한 것이라고 볼 수 있다. 임상의학의 발전에 힘입어 확실히 질병이 완치 또는 감소된 것은 사실이지만 그만큼 건강한 사람이 증가했다고는 결코 말할 수 없다. 이와같이 건강과 질병을 대립시켜 설명하면 명료하게 이해될 수 있는 것처럼 보이나, 양자를 간단히 구별하기는 어렵다.

제2의 개념

“건강이란 단순히 질병이 없는 상태가 아니라 육체적 · 정신적 · 사회적으로 완전히 안녕한 상태(Health is a state of complete physical, mental and social well-being and not merely the absence of disease or infirmity)”라고 보는 것이다. 이는 1948년 세계보건기구(WHO) 헌장에 명시된 정의로, “신체적인 질병이나 이상이 없다”라는 범위를 넘어서 정신적 측면 및 사람과 사회와의 관계까지도 포함한 사회적 건강의 개념을 도입해, 건강을 더 넓고 더 깊게 보려는 측면이 있다.

그러나 현실적으로 많은 사람들이 신체적으로, 정신적으로 혹은 사회적으로 다양한 문제를 지니고 있기 때문에, 이 조건을 모두 만족시키고 있는 사람은 오히려 흔치가 않으며, 건강의 정적인 면만 강조함으로써 건강의 역동적인 면을 언급하지 않았다는 단점도 있다. 신체적 · 정신적 · 사회적으로 완전한 안녕 상태가 사실상은 어렵다는 점에서 지나치게 이상적인 개념이라고 주장하는 학자들도 있다.

한편 1957년 WHO는 건강의 정의를 “유전적 · 환경적 조건 하에서 적절하게 기능을 하는 상태 또는 수준, 즉 광범위하게 변동하는 환경 조건 하에서 신체 기능을 효율적으로 해낼 수 있는 능력”으로 구체화시켰다. 이와 더불어 충분한 여력과 저항력을 구비한 상태인 적극적 건강(positive health)의 개념을 포함시켰다.

제3의 개념

"건강이란 환경에 적응하고, 나아가서 자신의 능력을 최대한 발휘한 상태"라고 정의하는 것으로, 오늘날과 같은 다양한 가치관을 지닌 급변하는 사회에서 건강의 의미를 좀더 광범위하게 포괄하고 있다. 여기에서 말하는 환경이란 외부 환경으로, 자연 환경, 생물 환경, 사회 환경을 모두 포함한다. 적응이란 사람의 내부 환경이 외부 환경의 각 요소와 동적 균형을 유지한 항상성(恒常性, homeostasis)을 의미한다. 그리고 사람의 능력이란 발육, 생존, 종족 유지, 사회 활동, 문화 활동 등에 관련되는 모든 능력을 의미하며, 체력 및 생리 기능 등의 신체적 능력, 정신적 능력, 사회에서의 인간 관계를 유지해 공존하는 능력인 사회적 능력 등 전인적(全人的)인 능력을 뜻한다.

이 정의에 따르면, 건강이란 환경에 적응하는 조건과 지니고 있는 능력을 발휘하는 조건을 동시에 충족하고 있는 상태이다. 건강은 환경과 밀접한 관계에 있으며, 이에 크게 의존하기 때문에 환경을 제외하고는 건강을 설명할 수가 없다. 제3의 개념에서는 질병 혹은 이상(異常)과 같은 표현은 없다. 즉 다소의 신체적 결함이나 이상의 존재는 건강과는 무관할 수 있다는 것이다. 질병이 반드시 건강에 대한 부정을 의미하지는 않는다는 것이다. 극단적으로는 말하면 질병이 있어도 건강할 수 있다는 것이다. 환경에 적응하고 생명 활동을 지속시킨다는 것이 더 중요하기 때문에 질병의 유무를 초월하여 평가할 수도 있다는 주장마저도 가능한 것이다.

(2) 건강의 역사

건강은 한 시대의 환경적 · 사회적 특성에 따라 많은 변화와 발전 과정을 겪어 왔다.

원시 시대

원시 시대에는 먹는 문제를 해결하기 위해 계속적으로 이동하면서 살았으며, 주요 사망 원인은 영양 부족, 기후 변화(홍수, 가뭄, 더위, 추위), 야생동물과의 싸움, 사고에 의한 상처의 감염, 골절, 독충, 독초 등에 의한 것으로 추측된다. 높은 사망률(신생아, 영아 사망률)로 인구 증가는 거의 없었으며, 평균수명은 약 10세 전후로 추정된다.

고대

약 1만 년 전 농사짓는 법을 터득함으로써 먹는 문제와 안전 주거 문제를 해결하는 실마리를 찾았다. 사망률이 서서히 감소하고, 수명과 인구 수는 서서히 증가하기 시작했다. 이 시기부터 질병에 대한 기록이 나타나기 시작했다. 이 시기에도 영양 부족, 각종 질병(결핵, 소아마비, 골결핵, 관절염, 담석, 동맥경화 등등)에 의한 높은 사망률 등으로 평균수명은 20세를 넘지 못했을 것으로 추정된다. 그러나 인구의 밀집 현상이 없어 전염병 유행 시대에 속하지는 않는 것으로 추정된다.

중세

암흑 시대(500~1500년)로 표현되는 이 시기에는 인구의 증가, 도시의 형성, 인구의 대규모 이동과 전쟁 등으로 인해 각종 풍토병, 식중독, 나병, 흑사병 등과 같은 전염병의 유행이 시작되었다. 영양 부족, 비위생, 감염성 질병 등에 의한 높은 사망률(신생아 및 영아)로 인해 평균수명이 30세를 넘지 못했을 것으로 생각된다.

근세

대량 생산 공장의 설립으로 농촌 인구의 도시 이동이 대규모로 이루어졌으며, 식수의 오염, 쓰레기, 비위생적인 분변 처리 등 각종 보건 문제가 야기되었다. 특히 영양 부족, 체외 기생충 및 질병 매개 곤충, 쥐와 세균 번식 등으로 인한 전염병의 집단 발생이 만연했다.

한편 1800년대 중반에 비로소 위생 개념이 싹트기 시작했는데, 전염병 발생의 원인을 이해하기 시작하면서 위생학(공중위생학, 공중보건학, 예방의학, 보건학)과 전염병 역학이 탄생되었다. 1800년에 세계 인구는 10억 명으로 증가했다.

현대

전염병 시대를 거치면서 수많은 고통, 비극, 사망의 결과로부터 위생 개념을 확립했으며, 교육 수준 및 경제 수준의 향상과 개인 및 공중보건의 실천으로 대부분의 전염병을 관리할 수 있게 되었다. 우리나라는 1945년에 평균수명이 35세 정도였으며 전염병의 만연은 1970년대 초에 이르러 수그러들기 시작했다. 이 시기에는 새로운 질병, 즉 만성 · 퇴행성 · 신생물성 · 대사성 질환으로 고통을 받고 사망하는 것이 특징이다.

50~60여 년간의 역학적 연구를 통한 위험 요인 규명을 위한 연구 결과, 만성질환의 원인은 우리의 잘못된 생활 방식에 기인한다는 사실을 깨닫게 되었으며, 이러한 건강 문제 해결의 관점에서 건강 증진 개념

(Lalonde Report, 1974)이 탄생했다. 생활 방식의 개선을 통해 대부분의 만성질환을 효과적으로 관리하게 된다면, 대부분의 사람들은 장수(100~120세)하게 될 것이며, 그 이후의 주요 사망 원인은 질병이 아닌 자연사가 될 것으로 추측된다.

(3) 건강에 영향을 미치는 요인

건강에 유익하거나 위험이 되는 요인들은 매우 복잡하고 상호 의존적이므로 어떤 한 가지를 건강의 결정 요소라고 단정적으로 말하기는 어렵다. 건강을 결정하는 요인들을 인간생태학, 생활 양식, 환경, 보건의료 조직의 네 가지 범주로 나누어 보았다.

첫째, 인간생태학(human biology)은 유전적 소인과 연령 등을 말한다. 사람의 건강은 유전적 소인에 의해 그 밑바탕이 정해져 있다고 볼 수 있으며, 연령에 따라 질병에 이환될 가능성이나 이환된 질병의 양상은 다르게 나타날 수 있다.

둘째, 흡연, 음주, 과도한 칼로리 섭취, 운동 부족, 약물 오・남용과 같은 개인적 행동이나 집단 또는 사회적 행동 등, 사람들이 일상 생활을 해 나가는 생활 양식이 건강에 매우 큰 영향을 미치며, 사회적 집단에의 개입 정도에 따라 건강에 관련되는 행동이 달라질 수 있다.

셋째, 인구 폭발, 도시화 가속, 산업화 등 물리적 환경과 관습, 사회제도, 가족의 보건 행동 등 사회적 환경 역시 건강에 영향을 미치는 요인이 된다.

넷째, 보건의료 조직, 즉 보건의료 서비스의 질과 이용 가능성, 접근성, 의료 이용 행태 등도 사람들의 건강 상태에 결정적인 역할을 한다.

제2장

건강과학과 보건정책

1. 한국인의 질병과 사망 원인

(1) 평균수명과 건강수명

평균수명은 사람이 태어나 몇 년을 살 수 있는가를 평균하여 나타내는 연수로서, 0세의 평균여명, 즉 갓 태어난 신생아가 일정한 조건 아래에서 몇 해 동안 생존할 수 있는가 하는 기대연수를 뜻한다. 통계청 발표에 의한 우리나라의 연도별 평균수명 변화 추이는 〈표 2-1〉과 같다. 평균수명의 국제 간 비교에 따르면, 2005년 우리나라 남자(75.1년)는 30개국 평균 기대수명(81.1년)보다 0.3년 낮은 수준이며, 여자(81.9년)는 0.8년이 높다(75.4년). 기대수명이 가장 높은 일본(2005년 남자 78.5년, 여자 85.5년)에 비해 남자는 3.4년, 여자는 3.6년이 낮은 것으로 나타났다.

표 2-1 우리나라의 연도별 평균수명 변화 추이

(단위: 세)

	전체	남자	여자
1991	71.72	67.74	75.92
1995	73.53	69.57	77.41
2000	76.02	72.25	79.6
2005	78.63	75.14	81.89

출처: 통계청, 2006.

이 가운데 질병 없이 사는 기간을 건강수명(DALE: Disability-Adjusted Life Expectancy)이라 한다. 우리나라의 건강수명은 1999년 65.0세(남자 62.3세, 여자 67.7세), 2001년 67.4세(남자 64.5세, 여자 70.3세), 2002년 67.8세(남자 64.8세, 여자 70.8세)로 높아지고 있으나 OECD 국가의 건

표 2-2 OECD 국가의 건강수명(1999)

OECD 국가	WHO 회원국 중 순위	건강수명(세)			출생시 기대 질병 연수(년)		일생 중 질병 기간의 비율(%)	
		전체	남	여	남	여	남	여
일본	1위	74.5	71.9	77.2	5.7	7.1	7.3	8.4
호주	2	73.2	70.8	75.5	6.0	6.7	7.8	8.1
프랑스	3	73.1	69.3	76.9	5.6	6.7	7.5	8.0
스웨덴	4	73.0	71.2	74.9	5.9	7.0	7.7	8.5
스페인	5	72.8	69.8	75.7	5.5	6.4	7.3	7.7
캐나다	12	72.0	70.0	74.0	6.2	7.8	8.1	9.6
영국	14	71.7	69.7	73.7	5.0	6.0	6.7	7.5
독일	22	70.4	67.4	73.5	6.3	6.6	8.6	8.3
미국	24	70.0	67.5	72.6	6.3	7.0	8.6	8.8
뉴질랜드	31	69.2	67.1	71.2	6.8	8.1	9.2	10.2
터키	73	62.9	64.0	61.8	5.7	8.1	8.2	11.6
한국	51	65.0	62.3	67.7	6.4	8.3	9.3	10.9
OECD 29개국 평균		70.2	67.7	72.8	6.0	7.1	8.2	8.9

출처: WHO. *The World Health Report 2000* – Health Systems: Improving Performance, 2000.

강수명을 비교해 볼 때, 29개국 평균인 70.2세보다 5.2세 정도 낮고, 세계적으로 건강수명이 가장 높은 일본의 74.5세에 비해서는 87% 수준인 것으로 나타났다(표 2-2).

(2) 질병 및 사망 원인의 변화

질병 발생 양상의 변화

우리나라는 과거에는 병원성 병원체에 의한 질병 발생률이 높았으며, 전염성 · 급성 유행성 질병이 많았다. 또 주요 질병 대상은 어린이로, 개발도상 국가형 질병 양상을 띠었다. 그러나 현재는 이와 반대로 비전염성 병원체에 의한 질병, 만성퇴행성 질병 발생이 많아지고 있으며, 주요 대상군은 고령 인구층인 선진 국가형 질병 발생의 양상을 띠고 있다. 즉 과거에는 사망 원인 1위를 차지했던 결핵, 폐렴, 기관지염 등의 질병은 현대 보건의료 기술의 발전에 의해 대부분 치료가 가능해진 반면 오늘날은 뇌혈관 질환, 고혈압, 암, 사고 등이 사망 원인의 수위를 차지한다. 이들 질병의 대부분은 완전한 치료가 어렵고, 질병 발병 전의 건강 상태로 회복되는 것은 거의 불가능하기 때문에 예방이 가장 효과적인 관리 수단이라고 할 수 있다.

현대인의 건강 문제의 특성

현대인의 건강 문제의 특성은 생물학적 요인에 의해 발생하는 질병보다는 사회 · 문화 · 경제 · 심리적 요인에 의해 발생하는 질병이 점진적으로 증가하고 있다는 것이다. 이러한 요인들이 우리의 생활 양식에 영향을 미치게 되고 생활 양식 가운데 건강과 관련된 바람직하지 못한 행동으로 인해 건강 문제를 유발하게 되는 것이다.

질병 양상 변화 추이

통계청이 발표한 2005년 사망 원인 통계 결과에 따르면, 한국인의 주요 사망 원인은 암, 뇌혈관질환, 심장질환, 자살(고의적 자해), 당뇨병 순으로 이 5대 사망 원인이 전체 사망자의 57%를 차지한다. 이 중 3대 사망 원인인 암, 뇌혈관질환, 심장질환에 의한 사망자는 전체 사망자의 47.3%인 11만 6천 명에 이르며, 여기에 사망 원인 5위인 당뇨병을 포함하면 52.1%가 주요 만성질환으로 인해 사망하는 것으로 볼 수 있다.

사인 순위 2위는 1983년 이래 2005년까지 뇌혈관질환이 변함없이 차지하고 있으며, 심장질환은 1993년부터 사인 순위 3위를 지키고 있고,

표 2-3 한국인의 10대 사망 원인 추이

순위	1920[1]	1958-59[2]	1983	1993	2002	2005
1	전염병	폐렴 · 기관지염	악성신생물	악성신생물	악성신생물	악성신생물
2	소화기계 질환	결핵	뇌혈관질환	뇌혈관질환	뇌혈관질환	뇌혈관질환
3	호흡기계 질환	위장염	고혈압성 질환	심장질환	심장질환	심장질환
4	신경계 질환	악성신생물	심장질환	운수사고	당뇨병	자살
5	전신병	뇌혈관질환	간질환	간질환	만성하기도질환	당뇨
6	순환기계 질환	심장질환	호흡기결핵	고혈압성 질환	간질환	간질환
7	노쇠	사고	운수사고	당뇨병	자살	운수사고
8	비뇨기계 질환	–	폐렴	만성하기도질환	운수사고	만성하기도질환
9	감기	–	만성하기도질환	자살	고혈압성 질환	고혈압성 질환
10	각기병	–	자살	호흡기결핵	호흡기결핵	폐렴

출처: 1) 1920년 자료는 조선통독부, 「통계연보」, 공세권 등(1983)에서 재인용.
2) 김일순 등, 최신 한국인의 사망력의 경향에 관한 연구, 「예방의학회지」, 1969; 2(1).
3) 경제기획원 조사통계국, 1979.
4) 통계청, 「1993 사망원인 통계연보」, 1994.
5) 통계청, 「2002 사망원인 통계연보」, 2003.
6) 통계청, 「2003 사망원인 통계연보」, 2004.
7) 통계청, 「2005 사망원인 통계연보」, 2006.

당뇨병은 사인 순위에서 1993년 7위에서 2002년 4위로 상승했고, 2005년에는 5위를 차지했다.

각종 만성질환이 주요 사망 원인의 수위를 차지하게 된 것은 경제 발전과 생활 양식의 서구화, 인구의 노령화 등으로 인한 것이라고 추정된다(서일 · 이강희, 1997).

(3) 건강수명에 영향을 주는 요인

높은 수준의 건강을 유지하기 위해서는 건강에 미치는 중요한 요인들을 파악하고 그 요인들이 각 개인의 신체적 · 정서적 · 사회적 · 영적 · 직업적인 건강 기능과 어떻게 긴밀한 관계를 맺고 있는지를 알아야 한다. 시드하우스(Seedhouse, 1986)는 다음의 18개 건강 영향 요인을 제기했으며, 이 요인들은 개인의 건강 상태와 긴밀한 관계를 맺고 있다고 주장했다. 성별, 인종, 타인의 관심도, 정부 정책, 환경, 여가 시설 및 활동, 개인적 관계, 교육 수준, 직장, 질병, 의학, 사회 정책, 식이요법, 경제적 상황, 흡연, 음주와 문화, 운동 습관, 계급 등이 그것이다.

라롱드(Lalonde, 1974), 블럼(Blum, 1974) 및 데버(Dever, 1980)는 건강을 결정하는 요인들을 인간생태학(27%), 환경(19%), 보건의료 조직(11%), 그리고 생활 양식(43%)의 네 가지 범주로 나누었다. 라롱드 리포트(Lalonde Report, 1974)는 국민 건강에 영향을 미치는 상대적 효과를 유전적 요인 16.7%, 환경적 요인 33.3%, 개인의 생활 습관 33.3%, 의료서비스 16.7%로 제시했다(문상식 등, 2001).

오도넬(O'Donnell, 1999)은 우리나라에서 건강에 가장 크게 영향을 미치는 요인으로 개인의 생활 습관 52%, 유전적 요인 20%, 환경적 요인

20%, 의료 서비스 8%로 발표했다. 정도의 차이는 있으나 건강에 미치는 요인 자체에 대한 이견은 없는 것으로 보인다.

WHO에 따르면, 선진국의 경우 남자 사망의 92.0%, 여자 사망의 76.4%가 흡연, 음주, 비만, 신체 활동 부족, 고혈압, 고지혈증, 과일과 야채 섭취 부족 등의 7대 건강 위험 요인에 기인하며, 특히 암 사망의 70%는 흡연 및 식생활에 기인한다(Doll & Pete, 1981).

일찍이 선진국은 1980년대부터 건강 증진을 목표로 건강생활 실천운동을 실시하고 있으며, 미국의 'Healthy People 2000', 영국의 'The Health of the Nation' (2000), 'Our Healthier Nation' (2010), 일본의 '국민건강가꾸기운동' (1978~1987), '활력 있는 인생 80 건강계획' (1988-1997) '건강일본 21' (1998~2010), 호주의 'Better Health Commission' 등이 이에 속한다. 우리나라는 생애주기별 예방 중심의 평생건강 관리 체계를 통한 'Health Plan 2010'을 추진했으며, 2005년 이를 개정해 'New Health Plan 2010(새국민 건강증진 종합계획)'을 수립했다.

2. 우리나라의 보건정책 및 건강 증진사업

(1) 건강 증진 활동의 영역

건강 증진 활동

건강 증진 활동은 ① 국민 건강을 보장하는 건강한 공중 정책 수립, ② 정책 수립과 실천을 뒷받침할 수 있는 사회환경 조성, ③ 환경 조성을 효과적으로 추진하기 위한 지역사회 조직 활동의 강화, ④ 건강 유지 및 증진을 위한 기술 개발, ⑤ 보건의료 서비스의 방향 전환 등으로 설명할 수 있으며, 국가의 건강증진 정책과 사업은 이를 토대로 기획·추진된다.

건강 증진 모형

태너힐(A. Tannahill)은 건강 증진을 정의, 계획하고 실천하는 데 도움을 줄 수 있는 모형을 개발해 제시했다.

① 보건교육

현대적 의미의 보건교육이란 적극적 건강을 향상시키고 불건강을 예방하거나 감소시킬 목적으로 행해지는 일련의 의사소통 활동을 의미한다.

② 예방

예방이란 대체로 다음과 같은 네 가지 영역을 포함한다. 첫째, 건강 위험 요인을 감소시킴으로써 질병 또는 특정 건강 문제의 발생을 예방하는 것이다. 둘째, 질병 또는 특정 건강 문제의 상태를 조기 발견해 그 진행을 예방하는 것이다. 셋째, 질병 또는 건강 문제로 인해 발생할 수 있는 합병증을 예방하는 것이다. 넷째, 질병이나 특정 건강 문제의 재발을 예방하는 것이다.

③ 건강 보호

건강 보호란 사람들의 환경에서 건강상 위험 요인을 제거해 건강상 유익한 환경을 제공해 주며, 불건강 행동을 감소시키고 적극적 건강 상태를 증진시킬 수 있는 생활 양식을 갖도록 기회를 제공하는 것이다.

④ 건강 증진의 일곱 가지 영역

태너힐의 건강 증진 모형은 위에 제시된 세 가지 영역의 독립적 부분과 중복되는 부분을 포함해 다음과 같은 건강 증진의 일곱 가지 영역을 제시했다(그림 2-1).

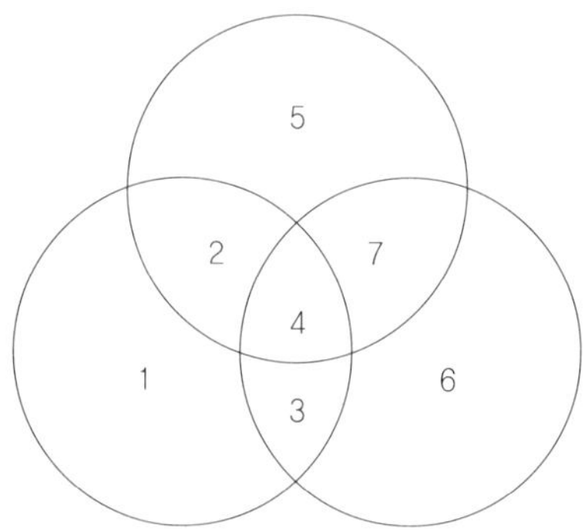

그림 2-1 건강 증진 모형

(출처: Downie, Tannahill & Tannahill, 1996: 7, 58)

1. 예방사업(preventive services)

2. 예방적 보건교육(preventive health education)

3. 예방적 건강 보호(preventive health protection)

4. 예방적 건강 보호를 위한 보건교육(health education for preventive health protection)

5. 적극적 보건교육(positive health education)

6. 적극적 건강 보호(positive health protection)

7. 적극적 건강 보호를 목적으로 하는 보건교육(health education aimed at positive health protection)

위에 제시된 일곱 가지 영역들은 건강 증진을 실현할 수 있는 광범위한 수단과 방법들을 제시해 주고 있으며, 건강증진 사업계획을 수립하는 데 고려되어야 할 사항이다.

(2) 우리나라의 건강 증진사업

개요

우리나라의 건강 증진사업을 새국민 건강증진 종합계획(New Health Plan 2010)을 중심으로 소개한다. 우리나라 건강 증진사업의 연혁 및 배경을 간단히 살펴보면 다음과 같다.

우리나라는 1995년에 국민건강증진법이 제정되어 국민건강증진기금의 설치 운영이 시작되었으며, 1997년 4월 의료보험조합으로부터 기금을 징수하다가 당해 5월 담배에 대한 기금 부과로 건강 증진사업을 위한 예산이 확보되어 사업을 실시하게 되었다. 2005년부터 건강실천 행동에 초점을 둔 건강 증진사업이 전국 보건소에서 본격적으로 실시되었다.

이러한 건강 증진사업의 필요성을 살펴보면 다음과 같다. 즉 우리나라는 소득 증가에 따른 건강한 삶에 대한 국민의 욕구 증가, 고령화 사회로 인한 노인 인구의 증가(2010년 10.7% 예상)로 인해 국가의 의료비 부담이 늘어나고 있으며, 흡연 · 폭음 · 운동 부족 · 영양 불균형 · 스트레스 등 불건전한 생활 습관 및 정신질환 등이 사망과 질병의 원인으로 작용해 질병 구조가 만성화 · 다양화되고 있다. 또한 이러한 상황은 앞으로 점점 가속될 것으로 보인다. 만성질환의 관리를 위해서는 건강 관련 정책을 치료 차원의 접근보다는 질병의 원인을 제거, 예방하는 적극적 접근으로 바꿔야 할 필요가 있으며, 건강생활 실천(1차 예방) → 질병 예

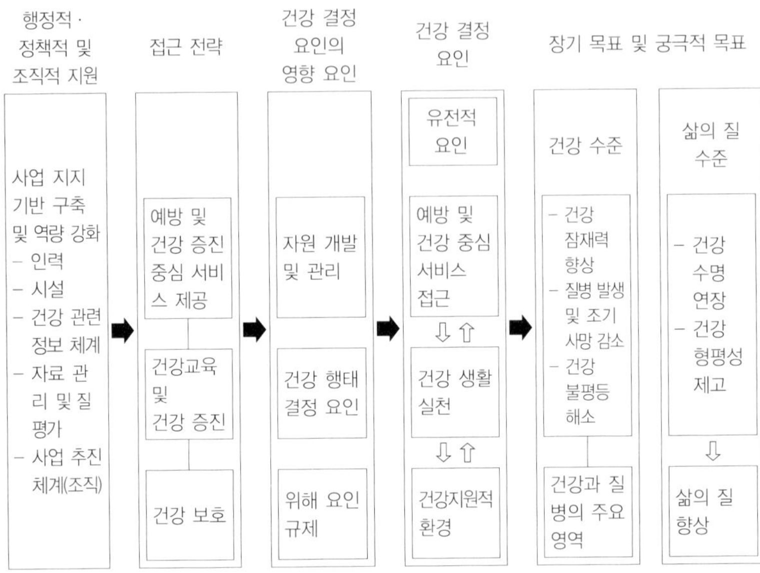

그림 2-2 건강 결정 요인과 건강 증진 정책의 전개 과정
(출처: 새국민 건강증진 종합계획, 보건복지부, 2005)

방(2차 예방) → 질병관리(3차 예방)의 개념을 포괄하는 각 단계별 국가적 차원의 개입 전략이 필요하다.

한편 최근 들어 주민의 보건의료에 대한 관심이 증대되고 시민 참여가 확산되면서 보건소 등 공공 보건기관을 통한 건강 증진사업의 수요가 확대되고 있어, 지역사회 건강 증진사업의 통합 및 조정을 위한 건강 증진 인프라 구축 등 보건소 기능을 강화할 필요성이 대두되고 있다.

아울러 인간의 건강은 유전적 소인, 생물학적 속성, 행동 양식, 물리적 환경 및 사회적 환경 등 여러 가지 요인들의 영향을 받기 때문에 이러한 건강 결정 요인과 건강 상태에 따른 건강 증진 정책 수립과 시행이 필요하다(그림 2-2).

건강 증진사업의 내용

이상과 같은 필요성에 의해 수립된 새국민 건강증진 종합계획은 4개 중점 분야 24개 중점 과제로 나누어서 추진하는 것으로 계획되어 있다.

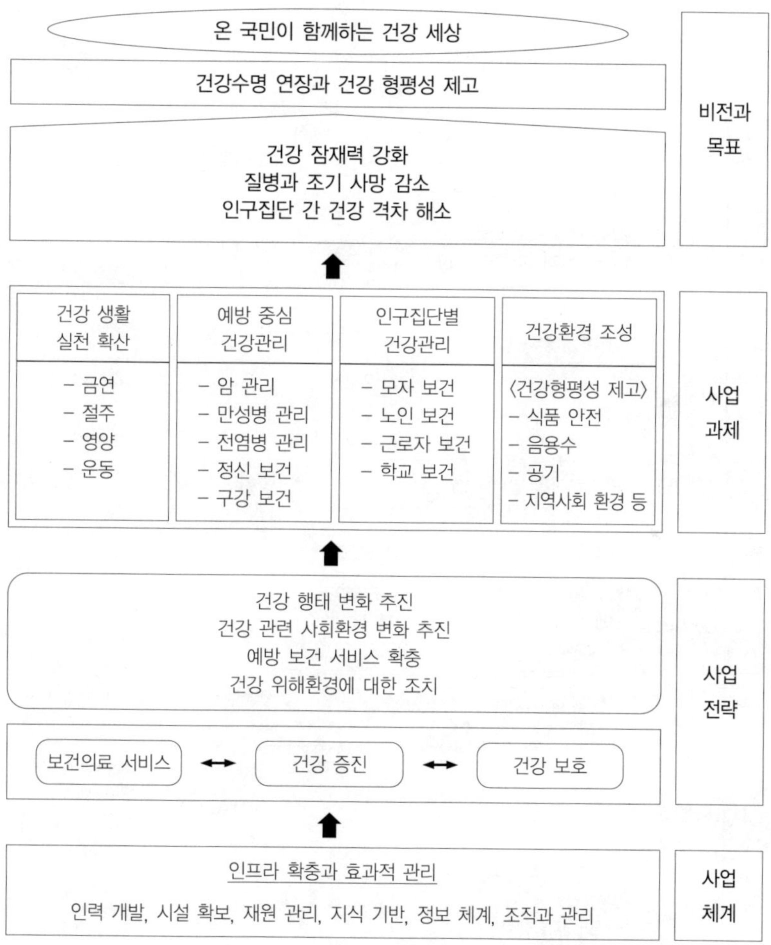

그림 2-3 우리나라 국민건강 증진사업 개념도
(출처: 새국민 건강증진 종합계획, 보건복지부, 2005)

표 2-4 주요 건강 지표

	영역	대 표 지 표	2002	2005	2010
1	금연	흡연율 (20세 이상 성인, 2005)	남자 61.8% 여자 5.4% (2001)	남자 50.3% 여자 3.1% (2005)	남자 30.0% 여자 2.5%
2	절주	고도위험 음주자 비율	남자 17.4% 여자 1.2% (2001)	남자 14.9% 여자 2.5% (2005)	남자 13.0% 여자 2.0%
3	운동	운동 실천율 (주 5일 이상, 1일 총 30분 이상 중강도 운동 실천율)	-	18.8%(2005)	30.0%
4	영양	적정 체중 인구 비율 (18.5≤신체질량지수<25)	64.7%(2001)	63.3%(2005)	67%
5	암 관리	5대암 검진 권고안 이행 수검률	-	40.3%(2004)	60%
6	만성질환 관리	고혈압 치료율	남자 25.2% 여자 39.5% (2001, 30세 이상)	-	남자 30.0% 여자 45.0% (30세 이상)
7	전염병 관리	결핵 발생률 (도말 양성 환자)	-	39/100,000명 (2003)	29/100,000명 이하
8	정신보건	우울증 유병률	2.2%(2001)	-	2.0%
9	구강보건	치아 우식 경험률 5세(유치) 12세(영구치)	5세 83.3% 12세 77.1% (2000)	-	5세 67.0% 12세 62.0%
10	영유아 보건	모유 수유 실천율	-	생후 1주 59.4% 생후 4주 50.6%	생후 1주 70% 생후 4주 70%
11	모성보건	표준 산전 관리율	-	99.8% (산전관리 비율, 2003)	표준화된 산전 관리 95% (질적 관리 수준 향상)
12	노인보건	일상생활 동작 장애노인 발생률	10%(2001)	-	10%

주: 2005년 국민건강영양조사 자료는 조사 결과 자체에만 근거하여 집계된 통계 수치임.

건강 증진사업의 목표는 건강 잠재력 강화, 질병과 조기사망의 감소 및 인구집단별 건강 격차 완화를 추구함으로써 ① 건강수명의 연장, ② 건강 형평성을 제고하는 데 있다(그림 2-3). 통계청의 추계에 의하면 우리 국민의 평균수명은 2010년에는 전체 79.1세, 남자 76.2세, 여자 82.6세로 추정된다. 한편 건강수명은 평균수명에서 수명 손실률을 제하여 산출하게 되는데, 건강 증진사업을 통해 수명 손실률을 줄임으로써 2010년도의 건강수명 목표치를 남자 69.7세, 여자 74.2세, 전체 72.0세로 조정했다. 건강 형평성 확보에 대해서는 사회 계층별 사망률 및 건강 행태의 차이를 감소시키는 것을 목표로 한다.

건강증진 종합계획의 목표 가운데 건강 상태를 대표할 수 있는 12개 영역에서 선정한 주요 건강 지표는 〈표 2-4〉와 같다.

외국의 건강 증진사업과의 비교

앞서 살펴본 우리나라의 새국민 건강증진 종합계획(New Health Plan

표 2-5 한국, 일본, 미국의 건강 증진사업 비교

	한국	일본	미국
역사	· 1995 국민건강증진법 제정 · 2002 Health Plan 2010 · 2005 New Health Plan 2010	· 1978 제1차 건강 만들기 대책 · 1988 제2차 건강 만들기 대책 · 2000 건강일본 21	· 1979 보건부 Healthy People · 1990 Healthy People 2000 · 2000 Healthy People 2010
접근	· 건강 결정 요인	· 건강 위험 인자	· 건강 결정 요인
주요 사안	· 암/뇌혈관질환/심장질환/자살/당뇨/간질환/만성하기도질환/운수사고, 고혈압성 질환/폐렴	· 암/심장병/뇌졸중 · 당뇨/고혈압/기타	· 심장질환/암/뇌졸중/만성폐쇄성 폐질환/사고/폐렴,독감/당뇨/자살/만성간질환/신장질환
목표	· 건강수명 연장 · 건강 형평성 제고	· 건강수명 연장 · 조기사망 감소	· 건강수명 연장과 향상 · 건강 형평성 제고

2010)의 접근 방법과 주요 목표를 일본의 건강일본 21(Health Japan 21 Plan), 미국의 Healthy People 2010의 역사, 접근 방법, 주요 사인 및 목표와 간략하게 비교 정리하면 〈표 2-5〉와 같다.

미국과 일본은 우리나라에 비해 이미 1970년대 후반부터 건강 증진 사업이 시작되었다는 것을 특징적 차이로 볼 수 있으나, 접근 방법, 목표 등은 미국과 유사함을 알 수 있다.

건강과학의 접근 방향

제2부

제3장

간호와 건강과학

1. 간호란 무엇인가?

간호는 인류 역사와 더불어 자연발생적으로 시작되었는데, 원시 시대부터 여성의 역할 중 하나로 가족과 부족을 위해 환경을 위생적으로 관리하고 질병 전파를 막는 일, 질병 발생시 치료를 받도록 주선하는 일, 불구를 예방하는 일 등 본능적인 모성애의 표현인 돌봄과 보살핌에서 그 기원을 찾을 수 있다. 영어로 'nursing(간호)'이라는 단어의 어원은 키우다, 돌보다, 치료하다를 의미하며, 한자어로 '看護'는 지켜보다(看), 보호하다, 지키다, 돕다(護)라는 뜻을 가진다.

간호의 학문적 체계는 플로렌스 나이팅게일(Florence Nightingale, 1820-1910)의 저서 『간호에 대한 소견(*Notes on Nursing*)』이 1859년에 출간된 이후 갖추어지기 시작했다. 1860년에 나이팅게일은 자연적인 치료 과정이 진행될 수 있도록 환자를 돕는 것이 간호라고 했는데, 특히 자연적인 생명 과정을 통해서 장애 요소를 극복할 수 있게 그 사람이 가장 좋은 상태를 유지하도록 돕는 것이 간호라고 했다. 나이팅게일은 간호가 질병을 간호하는 것이 아니라 병든 사람을 간호하는 것임을 강조했고, 간호를 직업이 아닌 사명으로 여겨 오늘날 전인 간호(wholistic care), 즉 육체, 정신, 감정에 대한 일체적 간호를 강조했다. 나이팅게일은 흔히 근대 간호의 어머니라고 불리는데, 간호에 대한 그녀의 업적은 매우 크며, 특히 건강과 위생면에서 크림 전쟁 당시 군대와 병원에 개혁을 가져왔다.

나이팅게일이 집필한 『병원에 대한 소견(*Notes on Hospitals*)』(1859)에서는 병원 내부의 위생시설, 의사와 간호사의 질과 편리를 중시해야 된다는 새로운 제안을 했고, 간호사들의 경전처럼 사용된 『간호에 대한 소견(*Notes on Nursing*)』(1859)에는 위생적인 환경과 개인 위생, 정신건강의 중요성, 환자의 증상 관찰에 대한 간호사의 민감성, 간호원장의 감독 책임과 윤리적인 지도 등이 주요 골자로 기재되어 있다. 이상에서 살펴본 바와 같이 인류 역사의 시작과 더불어 존속해 온 간호는 나이팅게일에 의해 근대적 정의가 내려진 후 오늘날은 시대적 · 사회적 · 학문적 발전과 함께 다양한 견해로 정의되고 있다.

(1) 간호의 정의

간호가 독자적인 학문으로 과학의 한 분야로 발전되면서 간호학자들은 간호에 대한 정의를 과학적인 원리와 이론에 근거해 서술하기 시작했는데, 간호학자들에 의한 간호의 정의를 몇 가지 살펴보면 다음과 같다.

• 페플로(Peplau) : 간호란 간호 대상자의 요구를 인식하고 적절히 반응할 수 있도록 교육된 간호사와 간호 대상자와의 의미 있고 치료적인 대인 관계(therapeutic interpersonal relation)이다.

• 올랜도(Orlando) : 간호는 치료를 받고 있는 대상자의 신체적 · 정신적 안위 욕구를 충족시켜 주기 위해 제공하는 상호 관계의 모든 도움이다.

• 헨더슨(Henderson) : 간호란 건강 · 불건강을 막론하고 개인이 일상 생활을 유지하는 데 필요한 지식, 의지, 체력이 부족할 때 이를 보충해 주는 것이다.

• 로저스(Rogers) : 간호는 체계적 시각을 이용해 건강을 유지하고 증진시키며 질병을 예방하고 환자를 돌보고, 장애자 재활에 따뜻한 관심을 갖는 인본주의 과학이다.

• 킹(King) : 간호는 일상 생활을 하는 데 필요한 기본 욕구를 충족시키고, 생활주기상의 특수한 상황에서 건강과 질병에 대처해 나가기 위해 모든 개개인에 대한 지지 행위, 반응, 상호작용, 그리고 전이작용의 과정이다.

• 로이(Roy) : 간호는 건강할 때나 또는 질환 중에 생리적 요구, 자아 개념, 역할 기능 그리고 상호 의존 관계면에 걸쳐 인간의 적응을 촉진시키기 위해 행해지는 활동이다.

• 오렘(Orem) : 간호는 개인이 일상 생활을 영위하는 데 필요한 자가간호(self-care) 기능을 돕는 예술이다.

우리나라의 대한간호협회는 1983년에 "간호는 모든 개인, 가족, 지역사회를 대상으로 하여 건강의 회복, 질병의 예방, 건강의 유지와 증진에 필요한 지식, 기력, 의지와 자원을 갖추도록 직접 도와 주는 활동"이라고 정의했다. 국제간호사회(ICN: International Council of Nurses)에서는 1973년에 간호는 건강, 불건강을 막론하고 건강한 생활과 건강 회복 시 개인이 일상 생활을 유지하는 데 필요한 만큼의 의지와 지식 및 힘이 부족할 때 이를 보충해 주는 것이며, 이를 통해 대상자가 빨리 독립을 하도록 도와 주는 것이라고 정의했다.

(2) 간호의 특성과 주요 개념

간호의 특성 : 간호는 과학과 예술로서의 특성을 가지고 있다

과학으로서의 간호는 인간의 행위 또는 사실을 나열해 개인적인 경험으로부터 분리해 객관화시킴으로써 관계된 현상을 기술, 설명, 예측하고 조정하는 기능을 한다. 간호의 예술적 측면은 인본주의적 측면인 예술성과 창조성을 강조한다. 간호에서 인본주의적 측면은 인간의 생명, 가치, 창조력 및 자율성을 강조한다. 이는 간호의 대상자인 인간의 개별성을 인정하고, 환경과 상호작용하는 존재로서 이해하고 인간을 부분의 합이 아닌 전체적인 것으로 여기고 접근한다. 간호사는 변화의 도구이자 수단이며 대상자에게 활기를 주는 촉매로서, 감각과 직관과 상상과 풍부한 자원으로 다재다능하게 새로움과 변화를 추구한다.

학문적 특성 : 간호과학은 인간 상황을 전체적으로 다루는 인간과학이다

이는 모든 인간 상황을 간호의 관심사 혹은 문제로 보고, 인간의 건강과 복지 증진에 장애가 되는 건강 문제를 그들의 모든 인간 상황을 통해 극복하도록 돕는 과학이라는 관점이다.

간호학이 자연과학과 인문과학 중 어디에 속하는 학문인가라는 질문에 대해서는 어느 한 가지 학문에 속한다고 규정하기 힘들다. 인문학과 자연과학은 서로 구분되지만 분리될 수 없으며, 자연과학이나 인문학은 다 같이 인격적 지식으로서 현실과 관계하고 현실의 의미를 드러내 준다. 과거의 간호사 역할이 환자의 치료에서 의사를 보조하는 행위로 설명되었을 때는 의학이 자연과학에 기반을 둔 학문이기 때문에 간호학도 자연과학적 지식을 많이 필요로 했다. 그러나 간호의 대상이 인간이고, 인간을 부분이 아닌 전인적 관점으로 인식할 때, 자연과학적 요소는 물론 인문·사회적 지식이 요구된다고 본다. 인간을 보는 관점이 신체적 질병에 초점을 둔다면 자연과학적 특성에 근접하나 간호는 신체적 질병뿐 아니라 인간을 전인적 관점으로 보기 때문에 인문·사회적 관점도 필요하다고 할 수 있다.

주요 개념 : 인간, 환경, 건강, 간호는 간호의 네 가지 주요 개념이다

① 인간

간호과학 영역에서 가장 중심적인 개념은 간호의 수혜자인 간호 대상자(client)이다. 인간은 간호의 주요한 주체이며, 간호 활동의 중심 개념이자, 간호학의 연구 대상자이다. 간호 영역에서는 인간을 전체적으로 파악해야 한다는 전인적 견해(wholistic point of view)와 인간은 각 부분의 합이 아닌 고유한(unique) 하나의 개체로서 생각해야 된다는 견해가 있다. 간호이론가들이 인간에 관한 관점을 간호 현상에 적합하도록 설명한 것을 종합해 보면, 인간은 환경과 상호작용하는 개방 체제로, 총체성, 동적인 측면, 포괄성, 타인과의 공존성, 창조성, 가능성 등의 특성을 지닌 존재로 볼 수 있다.

② 환경

환경이란 인간을 둘러싸고 있는 일체의 사물 혹은 유기체에 직접 · 간접으로 영향을 주는 모든 것이다. 환경은 사람의 생존과 건강에 영향을 주는 모든 요인들로서 공기나 햇빛, 토양, 소리, 음식, 물, 주택, 의복 등과 같은 자연 및 인공적인 환경인 물리적 환경뿐 아니라, 가족이나 사회조직, 교육, 정치, 경제, 문화, 종교 등과 같은 사회 · 문화적인 환경도 있다. 간호에서 환경은 나이팅게일이 환자의 치유 증진을 위해 환자를 둘러싸고 있는 환경의 중요성을 강조한 이후 중요한 개념으로 대두되었다. 특히 인간과 환경 간의 상호작용에서 환경은 에너지장, 사회적 체계, 가족, 사회, 문화, 간호사 및 대상자를 둘러싸고 있는 모든 것을 포함한다. 그러므로 간호는 인간을 둘러싸고 있는 환경을 개선하고 유지하고 조절하며 변화시키는 것을 포함한다.

③ 건강

1998년 세계보건기구(WHO)에서 내린 건강에 대한 정의에 의하면, 건강이란 질병이나 장애가 없을 뿐만 아니라, 신체적 · 정신적 · 사회적 및 영적으로 완전히 안녕한 역동적 상태이다. 이는 질병이 없고, 신체적으로 튼튼할 뿐 아니라 정신적으로 안정되고 사회적으로 평안한 상태를 이상적인 건강 상태로 보는 포괄적인 견해이다. 건강의 궁극적 목표는 개인뿐 아니라 가족 및 지역사회를 위한 것으로 건강은 유동적이며 변화하는 것이라고 할 수 있다. 특히 건강 상태는 환경 내에 생존하는 개인, 가족 및 지역사회의 잠재력에 달려 있기 때문에 최상의 안녕 상태를 유지하기 위한 목표 달성을 의미한다. 간호학에서 보는 건강의 의미는 개인적이고 사회적인 기능을 수행하는 능력으로 보는 견해, 환경과의 조화로운 상호작용을 위한 적응력으로 보는 견해, 개인 잠재력의 최고 실현, 자아 실현, 일반적 안녕 등으로 보는 견해 등이 있으며, 이러한 개념을 종합해 보면 편안하고 즐거운 느낌과 관련된 안녕의 개념을 강조한다.

간호학자들의 건강에 대한 정의를 살펴보면, 나이팅게일은 건강은 안녕 상태이며, 인간이 가지고 있는 모든 힘을 충분히 사용하는 것으로 정의했으며, 오렘은 건강을 구조적, 기능적으로 전체적이고 완벽한 전체성이나 신체적 · 정신적 · 대인적 · 사회적 측면을 분리할 수 없는 통합의 상태라고 했다. 존슨은 건강을 생물학적 · 심리적 · 사회적 요인에 의해 영향을 받는 포착하기 어려운 역동적 상태라고 언급하며, 건강은 건강 전문가들이 추구하는 가치로서 질병보다는 인간에 초점을 둔 개념이라고 했다.

④ 간호

간호의 본질은 돕는 행위(caring)이다. 우리나라 간호협회가 1983년에 개최했던 '제1차 전국대회'에서 "간호는 모든 개인, 가정, 지역사회를 대상으로 하여 건강의 회복, 질병의 예방, 건강의 유지와 그 증진에 필요한 지식, 기력, 의지와 자원을 갖추도록 직접 도와 주는 것이다"라는 정의를 채택한 후부터 간호의 의미가 좀더 확실하게 자리매김하게 되었다. 전통적으로 간호는 의학과 마찬가지로 질환을 앓고 있는 환자만을 간호해 왔으나, 오늘날에는 간호의 역할이 확대되어 모든 인간을 대상으로 질병 간호의 차원을 넘어 대상자들이 건강을 유지하고 관리할 수 있는 능력을 갖추도록 도와 주는 것, 즉 질병의 예방, 건강의 유지 및 증진 등 좀더 포괄적인 차원으로 간호의 활동이 전환되었다. 여기서 간호 활동이란 하나의 역동적이고 과학적인 문제 해결의 과정으로서 간호사들이 대상자의 건강 문제를 발견해서 그 문제의 성격을 분석하고 확인한 다음, 확인한 문제를 해결하기 위한 계획을 수립하고, 수립된 계획에 따라서 직접적인 간호 활동을 수행하여, 수행한 간호 중재에 대해 전반적으로 평가하는 간호 과정을 사용한 체계적인 문제 해결의 방법을 의미한다.

(3) 간호의 목적

간호는 기본적으로 질병 치료보다는 대상자의 안녕에 초점을 두며, 간호의 목적은 건강 증진, 질병 예방, 건강 회복 및 고통 경감이다.

건강 증진

현재 건강 문제를 가지고 있지 않은 대상자가 최적의 건강 상태를 유지하고 향상할 수 있도록 생활 양식의 변화를 돕는 것이다. 최적의 건강은 신체적 · 정서적 · 사회적 · 영적 · 지적 건강이 균형을 이룬 상태를 말한다. 생활 양식은 의식의 강화, 행동의 변화, 바람직한 건강 습관을 지지하는 환경 조성의 결합을 통해 강화될 수 있는데, 예를 들어 식이요법과 운동, 금연 및 절주 프로그램 등이 이에 해당한다.

질병 예방

건강을 위협하는 요인을 가지고 있는 대상자를 보호해 특정한 질병이나 합병증이 발생하지 않도록 돕는 것을 말한다. 지역사회 및 직장에서 건강교육을 통한 정기적인 검진으로 질병을 조기 발견할 수 있도록 노력하는 것이나 건강에 유해한 환경적 요인을 파악하고 제거하는 노력이 포함될 수 있다. 예를 들어 자궁암을 조기 발견하고 치료하기 위해 자궁암 조기 검진을 주기적으로 실시하거나, 노인의 골절을 예방하기 위해 낙상 예방교육을 실시하는 것이 이에 해당한다.

건강 회복

건강 문제를 가진 대상자가 최적의 기능 수준을 되찾아 최상의 안녕 상태를 성취할 수 있도록 도와 주는 것으로, 장애의 예방과 기능 향상, 사회로의 통합 등을 포함한다. 예를 들어 병원과 지역사회에서의 환자 간호, 사회적 지지 등이 이에 해당한다.

고통 경감

신체적 · 정신적 · 영적 고통 경감을 위한 다양한 접근 방법들이 제공되는데, 최근 들어 다양한 고통 완화 방법이 연구되고 있다. 예를 들어 호스피스, 보완 대체 요법 등이 이에 해당한다.

(4) 간호 과정

간호 과정(nursing process)이란 간호를 위한 과학적 문제 해결 방법으로, 이는 대상자에게 최적의 건강 상태 유지를 목적으로 하는 간호를 수행하기 위한 일련의 행동이며, 만약 대상자가 안녕 상태를 성취할 수 없을 때는 질적인 삶을 유지할 수 있도록 하는 계획된 일련의 행동이다. 간호 과정은 대상자의 건강 문제를 진단하고 간호를 제공하기 위해 사정, 진단, 계획, 중재, 평가의 5단계가 포함된다. 간호 과정의 5단계는 수

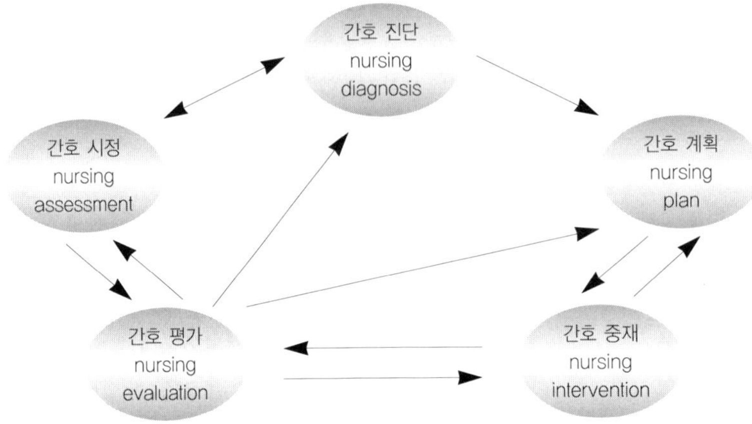

그림 3-1 간호 과정

평적인 관계라기보다는 순환적 과정으로서 사정에서 평가까지 지속적으로 연결된다.

간호 사정

잠재적 · 실제적 건강 요구를 파악하기 위한 목적으로 간호 대상자들의 의미 있고, 관련 있는 자료를 확인하는 과정이다. 간호 사정의 목적은 대상자의 과거와 현재의 건강 상태, 과거와 현재의 대처 행위 양상, 현재 건강 상태의 변화에 대한 반응, 간호와 의학적 치료에 대한 반응, 건강 상태와 관련된 잠재적인 위험 요소와 같이 간호 대상자 특성을 확인하기 위해 시행된다. 간호 사정은 대상자 자료 수집(간호력, 간호, 의사 기록지, 의무 기록지, 신체검진, 검사, 측정 자료)과 다양한 사정 양식이 활용될 수 있다.

간호 진단

대상자로부터 의미 있는 자료를 수집하고 분석해서 건강 문제를 확인하는 단계로 1973년부터 NANDA(North American Nursing Diagnosis Association)에서 간호 진단 목록을 개발해 전 세계적으로 사용되고 있다. 간호 진단과 의학 진단은 모든 문제 해결 과정에 의거해서 결정되기 때문에 유사한 점이 많을 수 있으나, 각 진단 과정에서 도출된 성과는 매우 다르다. 간호 진단과 의학 진단의 차이점 중의 하나는 의학 진단이 구체적인 병리적 질환이나 증후군을 파악해 진술하는 것에 비해서, 간호 진단은 질병에 대한 대상자의 실제적 반응뿐 아니라 잠재적 반응에도 초점을 둔다. 예를 들어 의학적 진단은 천식, 만성심부전증 혹은 폐렴이라고 명명되는 반면, 간호 진단은 이러한 질병에 대한 대상자의 반응, 즉 '천식과 관련된 가스 교환의 장애'와 '분비물 증가와 관련된 기도 개방 유지 불능', 그리고 '기침, 구토반사 저하와 관련된 기도 흡인 위험성' 등으로 내려진다.

간호 계획

간호 사정을 통해 자료를 수집하고 이를 분석해서 간호 진단을 내린 후 간호 계획을 세우게 된다. 간호 계획은 환자의 건강을 회복, 유지, 증진하도록 돕기 위해 행해질 수 있는 활동의 결정이다. 간호 계획에는 우선 순위 결정, 대상자의 목표와 기대되는 결과 설정, 간호 전략 계획 등이 포함된다.

간호 중재

간호 계획에 의해 작성된 간호 전략을 실제로 수행하는 것이다. 수행은 간호 지시와 의사의 처방을 이행하는 것을 포함하며 대상자의 참여 정도는 대상자의 건강 상태에 따라 다양하다.

간호 평가

간호 평가는 간호 과정의 마지막 단계인데, 대상자를 위한 간호 목표가 어느 정도 성취되었는지를 확인하는 것이다. 평가는 간호 과정에서 상당히 중요한 부분으로 간호 중재의 종료, 반복, 또는 변경 등에 대해 판단하는 근거가 된다. 간호 과정의 각 단계마다 연속적 평가가 요구된다.

2. 간호과학의 영역과 역사

(1) 간호과학 전공 영역

간호과학은 다양한 전공 영역을 가지고 있다. 학부 과정에서의 전공 과목을 예를 들면 다음과 같다.

① 기본간호학

건강한 일상 생활을 유지, 증진하기 위해 인간의 기본 요구, 건강과 환경과의 관계, 간호 과정에 대해 이해하며, 환자의 기본 요구 충족을 돕는 간호 수행에 필요한 기초 간호 기술을 학습한다.

② 아동간호학

아동기와 청소년기의 기본 요구를 이해하고 기본 요구 충족의 저해 요인을 파악해 그에 따른 간호 방법을 학습한다. 청소년기를 아동간호학과 구분해 청소년간호학을 따로 분류하기도 한다.

③ 모성간호학

임신과 산욕 과정을 거치는 모성과 그들 가족의 기본 요구의 변화를 이해하며, 임산부와 산욕부의 건강관리를 할 수 있는 간호를 학습한다.

④ 정신간호학

개인과 공동체 사회의 정신 사회적 측면의 건강에 대해 이해하고, 개인의 출생에서 임종에 이르기까지 정신 건강의 유지 및 증진, 정신질환 예방, 정신병리적 문제 해결, 정신 재활을 돕는 간호를 학습한다.

⑤ 성인간호학

청소년 후기부터 성인기의 기본 요구를 이해하고 기본 요구 충족의 저해 요인을 파악하며, 그에 따른 간호 방법의 학습을 포함한다. 질병, 검사나 시술, 간호 과정을 적용해 간호 중재하는 것에 대해 학습한다.

⑥ 노인간호학

노인기의 발달 과업과 간호 문제를 중심으로 한 내용이 포함되며, 이들의 기본 요구를 이해하고 기본 요구 충족의 저해 요인을 파악하며 그에 따른 간호를 학습한다.

⑦ 지역사회간호학

병원 간호 또는 임상 간호에 대칭되는 개념이라 할 수 있는데, 학교, 산업장 등과 지역사회의 기본 단위인 가족 구성원의 건강 문제에 관한 간호를 학습한다.

⑧ 간호관리학

간호 사업 조직의 목적을 효과적으로 달성할 수 있는 간호 행정의 관리자 역할을 학습한다. 행정관리 업무 과정은 기획, 조직, 인사, 지위 및 통제를 주기능으로 한다.

⑨ 간호정보학

간호 실무와 간호 서비스 전달을 지원하기 위해 간호 자료, 정보, 지식을 관리하고 처리하는 것을 돕도록 설계된 전산과학, 정보과학, 간호과학의 통합을 학습한다.

(2) 간호사의 역할

간호사는 도움을 필요로 하는 사람의 요구를 인식하고 반응할 수 있도록 특별히 교육된 사람으로서 교육자, 상담자, 지도자, 정보 제공자, 능숙한 기술자, 그리고 옹호자의 역할을 담당한다. 또한 병원이나 지역사회 간호 현장에서 전문간호사는 임상실무자 역할, 지도자 역할, 연구자 역할을 수행한다. 전문간호사는 독자적으로 간호 업무를 수행하거나 의료기관에서 협력적 역할을 하거나 의사와 협력해 직접 간호를 할 수 있는 자로, 시대적인 건강 욕구와 기대에 대한 변화에 대응하기 위해 간호사의 확대된 역할로 발전되어 왔다.

(3) 한국의 간호교육 역사

구한말 선교 의사의 내한과 더불어 서양 간호사가 내한함으로써 현대간호가 시작되었다고 볼 수 있다. 이들은 현대적 간호교육의 기틀을 마련했고, 여성의 사회 참여를 적극 장려했다. 한국의 간호에 중요한 영향을 미친 선교 간호사 중 히드코트(Emily Heathcote)는 1891년 한국에 온 최초의 서양 간호사로 영국성공회 선교부에서 간호사업을 목적으로 파견되었으며, 정동(貞洞)에 병원과 진료소를 개설했다. 에드먼드(Margaret Edmunds)는 미국에서 파견된 선교 간호사로서 1903년에 정동 보구여관(保救女館: 이대 부속병원의 전신)에 간호사 양성소를 설립해 최초로 한국에서 간호교육을 실시함으로써 국내 최초로 이화여자대학교에서 간호교육이 시작되는 데 기여했다. 보구여관에서 간호사를 양성할 때 처음으로 간호원(看護員)이라는 명칭이 사용되었다. 당시 환자를 돌보는 직업을 가진 여성 즉 nurse에 해당하는 한국 명칭이 없어 한문을 사용해 간호원이라고 불렀다. 간(看)은 to take care of; watch over(돌보기), 호(護)는 to aid; protect and guard(보호하기), 그리고 원(員)은 member(구성원)의 의미를 가진 것에 연유했다.

우리나라에서 가장 처음 간호와 관련된 법률이 제정된 것은 1914년의 일이다. 그 해 10월 조선총독부령으로 '간호부규칙'이 제정되어 공포되면서, 면허의 조건으로 나이, 성별, 교육기관, 시험 합격 여부 등이 명시되었다. 1946년에 우리나라 역사상 처음으로 간호사업을 위한 중앙행정 부서인 '간호사업국'이 설치되어 전국의 간호학교를 심사하고 인가하는 업무를 담당했다. 이 당시의 간호교육기관은 독립된 교육기관이 아니라, 병원 부속으로 설립되어 운영되던 '간호부 양성소'와 별도로 설치된 '산파 양성소'의 형태로 운영되었으므로, 교육부 소관이 아니라 보건후생부 소관으로 있었다. 그리고 해방 이전부터 존재해 왔던 간호교육기관들의 입학 수준과 수업 연한이 일정하지 않고 저마다 달랐기 때문에 전국의 실태를 조사해 간호교육 수준을 통일할 필요가 있었다. 그리하여 1946년 7월 보건후생부는 기존의 '간호부 양성소' 제도를 폐지하고, 군정기의 학제에 따라 '고등간호학교'로 개편했다. 고등간호학교의 입학 자격은 최소한 중학 4년을 졸업한 자이어야 하고, 교육 연한은 3년으로 통일했다. 이후 한국전쟁으로 인해 대부분 임시 폐쇄되었던 간호교육기관은 해방 이후 간호고등학교의 형태로 지속되었고, 1955년에 이르러서야 4년제 대학인 이화여자대학교에서 학사학위 교육 과정이 개설되었다.

대학 과정은 1955년 이화여대를 선두로 1957년 연세대학교, 1959년 서울대학교에서 각각 개설 운영되었고, 1960년대에 이화여대에서 석사과정이 최초로 개설된 데 이어, 1978년에는 간호학 박사 과정이 연세대학교에서, 1979년에서는 이화여대에서 개설되었다.

1970년대 이후 간호교육 제도의 발전은 양적 · 질적으로 괄목할 만한 성장을 하고 있으며, 4년제 교육기관의 증가와 각종 대학원 과정의 개설이 교육의 발전을 주도해 오고 있다. 1987년에는 해방 이후 '간호원', '조산원'으로 불리던 명칭이 '간호사', '조산사'로 변경되었으며, '간호보조원'의 명칭은 '간호조무사'로 변경되었다. 1990년에는 업무 분야별 간호사에 '가정간호사'와 '정신간호사'가 신설되어 기존의 '보건간호사', '마취간호사'에 추가되었다. 또한 2000년에는 '업무 분야별 간호사'가 '전문간호사'로 개정되어 전문간호사라는 용어가 정식 법적 용어로 등장하게 되었다. 사회 전반적으로 건강에 대한 관심과 요구도가 높아져 감에 따라 전문간호사 제도의 확장에 대한 요구도 증대되어, 세부 분야별로 전문간호사 제도가 확대될 전망이다.

제4장

보건관리와 건강과학

1. 보건관리

(1) 보건의료의 개념

의료란 환자 입장에서 개인이 가진 질병 문제의 해결에 주안점을 두어 의료인을 찾고 진단받고 치료받는 일련의 내용을 의미하며, 의료인 입장에서는 의료인에 의해 시술되고 있는 의술과 제도, 의학이 실제로 시행되는 것으로 이해할 수 있다.

반면에 보건이란 의료 전 단계의 질병 예방과 관련된 행위와 제도라고 볼 수 있다. 보건의료는 1970년대부터 의료 대신 널리 사용되어 온 용어로서 보건과 의료의 단순한 조합이 아니라 의료와 보건의 상호 확대를 반영한 현대적인 의료 개념이라고 할 수 있다. 즉 보건과 의료를 포함하는 종합적인 개념으로서, 질병을 예방하고 치료하기 위한 각종 활동과 제도를 뜻한다. 따라서 보건의료의 대상은 환자만이 아니라 건강한 사람을 포함하는 주민 전체가 해당된다.

(2) 바람직한 보건의료의 조건

바람직한 보건의료의 조건들로는 다음과 같은 것들이 있다.

접근용이성과 형평성

접근용이성이란 의료 서비스를 필요로 하는 주민들이 필요한 때와 장소에서의 의료 이용을 저해하는 장애 요인이 적은 정도로서, 지리적 접근용이성, 경제적 접근용이성, 사회·문화적 측면에서의 접근용이성, 시간적 측면에서의 접근용이성이 주로 고려된다. 또한 형평성이란 의료 이용시에 장애 요인을 더욱 심하게 느끼는 사람들이 적은 정도를 말한는 것으로, 그 궁극적인 목표는 국민 모두에게 생존에 필요한 최소한의 보건의료를 제공하는 것이다.

포괄성

제공되는 의료 서비스가 환자의 요구와 필요의 모든 영역에 걸쳐 있음을 의미하며, 인구집단의 건강상의 필요에 맞게 건강 증진과 보호, 예방 접종, 건강검진, 질병 치료, 재활 등의 서비스를 골고루 포함한 의료가 바람직하다.

질과 효과

의료 서비스는 안전하고 효능 및 효과가 높을 때 질적 수준이 높다고 판단할 수 있다. 따라서 최소한의 질적 기준을 충족시켜야 하는데, 질을 높이기 위해서는 비용 투입이 필수적이므로 어느 정도의 수준, 즉 적정성이 요구된다.

지속성(연속성)

동일한 문제를 가지고 있는 한 사람의 환자에게 필요한 다양한 의료가 다양한 의료인과 의료기관의 협력 하에 공급되는 측면을 의미한다. 의료 서비스의 지속성으로는 정보의 지속성, 관리의 지속성, 관계의 지속성을 들 수 있다.

효율성(경제적 합리성)

효율성은 투입되는 일정한 자원으로 생산할 수 있는 산출의 높은 정도를 의미하므로, 효율성이 낮다는 것은 어디선가 자원의 낭비가 이루어지고 있다는 것을 의미한다. 보건의료의 효율성 문제는 매우 중요한 의미를 갖는다.

(3) 포괄적인 보건의료 서비스의 구성 요소

질병 예방적 관점에서 보건의료 서비스는 다음과 같이 분류해 이해할 수 있다.

1차 예방 서비스

질병이 발생되지 않은 시점에서 질병 발생 자체의 예방을 목적으로 한 의료 서비스

2차 예방 서비스

질병이 발생한 후에 질병의 진행을 막고 질병으로 인해 심각한 장애가 남지 않도록 하기 위해 제공되는 의료 서비스(건강검진, 진단과 치료 서비스)

3차 예방 서비스

재활 서비스

(4) 보건관리의 개념과 중요성

보건관리란 국민들을 건강하게 할 목적으로 정부 또는 공공기관이 목표를 달성하기 위해 준비하는 행동지침으로, 보건정책과 함께 구분해 설명하면 보건학적 목표 수립을 위한 전략에 해당되는 것이 보건정책이라면, 보건관리는 전략으로서의 국가 또는 정부의 정책이 수립된 후에 목적 달성을 위한 수단을 구체화하고 실행하는 전술이라고 볼 수 있다.

현대 의료조직이 매우 복잡한 현실에서, 국민들의 최소한의 의료보장에 필요한 보건의료 자원이 부족하기 때문에 효율적인 관리가 필요하며, 인간의 무한한 욕구로 인한 의료의 형평성과 적정 의료가 위협받기 쉬운 문제를 해소하기 위한 실제적인 내부 관리의 중요성이 부각되기 때문이다.

(5) 보건관리 및 행정의 기본 원리

보건행정은 근대 야경국가에서 현대 복지국가로 국가 기능이 변화하면서 등장한 급부행정의 일부로서 야경국가와 복지국가 기능의 차이가 가지는 특성을 공유한다.

사회 국가의 원리

질병과 가난은 더 이상 개인의 문제가 아니라 사회 안정을 위협하는 사회 문제이며, 인간다운 생활을 할 권리에 대한 사회적 기본권의 기본 이념과 같은 맥락이다.

법률 적합성의 원리

적법한 수준에서 진행되어야 한다.

평등의 원리

모든 국민에게 균등하게 제공되어야 한다.

과잉 급부 금지의 원리

보건행정은 공익 추구의 적절한 범위 내에서 이루어야 하며, 행정 자체로 인해 국민에게 지나친 간섭을 초래하거나 정부 재정의 적자를 초래해서는 안 된다.

신의 성실의 원리

보건행정은 보건의료 공급자와 수혜자 간에 신뢰를 바탕으로 성실한 행동이 교환되도록 조정해야 함을 의미한다.

2. 보건교육의 이해

(1) 보건교육의 개념

미국 학교 보건교육 용어 제정위원회에서는 "보건교육이란 개인이나 집단의 건강과 관계되는 지식, 태도, 행동에 영향을 미칠 목적으로 학습 경험을 베풀어 주는 과정"이라 했다. 또한 미국 미네소타대학의 보건교육 교수였던 루스 그라우트(Ruth Grout)는, "보건교육이란, 우리가 알고 있는 건강에 관한 지식을 교육 수단을 통해서 개인 또는 지역사회의 바람직한 행동 양식으로 바꾸어 놓는 것"이라고 정의한다. 또한, 국제보건교육연맹에서는 "사람들로 하여금 자신 및 다른 사람들의 건강 상태에 영향을 주는 조건(condition)과 보건 행동의 결정 요소를 통제할 수 있도록 계획된 학습 경험 및 사회적 행위의 조합"으로 정의내리고 있다.

한편, 그린(I. W. Green)과 크로이터(M. W. Kreuter)는 보건교육이란 "건강에 도움이 되는 자발적인 행위를 촉진시키기 위해 계획된 학습 경험의 조합"으로 규정했다. 종합해 보면 보건교육은 개개인의 건강에 관한 지식과 그 실천 간의 일치 정도가 중요하며, 궁극적으로 보건교육은 건강에 관한 지식을 교육 과정을 통해서 개인 또는 집단의 건강한 행동 양식으로 바꾸어 놓는 실천과학(practical science)이며, 보건과학의 한 분과로서 조직적인 사회교육인 동시에 문화운동(cultural movement)이라고 볼 수 있다.

그리고 보건교육의 목적은 최적의 건강 상태를 완전히 구현하기 위해 개인이나 집단의 구성원으로서 자기 스스로 해야 할 일을 수행할 수 있는 능력을 갖추도록 하며, 건강은 지역사회의 귀중한 재산임을 인식

표 4-1 보건교육의 목표

목표	절주교육의 예
1. 건강에 대한 의식 변화 유도	본인을 위해 술을 과다하게 마시는 것은 매우 나쁘다.
2. 지식 증대	음주의 영향 및 결과에 대해서 안다.
3. 자아 인식/자각 유도	잦은 음주로 인해 무척 걱정이 된다는 것을 깨닫는다.
4. 태도 변화	음주 버릇을 고치는 것은 중요하다고 믿는다.
5. 올바른 의사 결정 유도	하루에 한 컵으로 음주량을 제한할 것이다.
6. 행동 변화 유도	평소보다 술을 덜 마신다.
7. 사회 변화 유도	알코올 소비세가 비싸진다. 술집에서 연령에 따라 음주 제한이 엄격해진다. 술을 사는 것이 어려워진다. 술 광고 선전이 금지된다.

시켜서 보건사업의 발전을 이룩하고 이것을 활용하도록 하는 것이다. 구체적인 보건교육의 목표를 절주교육을 예로 들어 설명하면 〈표 4-1〉과 같다.

(2) 보건교육과 건강 증진의 관계

건강 증진은 보건교육보다 더 광범위한 개념이지만, 보건교육은 건강 증진사업에서 가장 핵심적이며 필수적인 부분이다. 그린과 크로이터(Green & Kreuter, 1991)는 건강 증진 내에 보건교육을 포함시켰고, 전략적인 면에서 보건교육과 건강 증진은 내부적 · 외부적으로 중복되는 부분을 갖는다고 했다. 보건교육의 구성 요소인 동기적 기술, 행동 보완, 지역사회 조직, 매스컴, 환자 상담 등은 부분적으로 보건교육이 포함할 수 없는 건강 증진의 영역을 포함하기 때문에 보건교육과 건강 증진

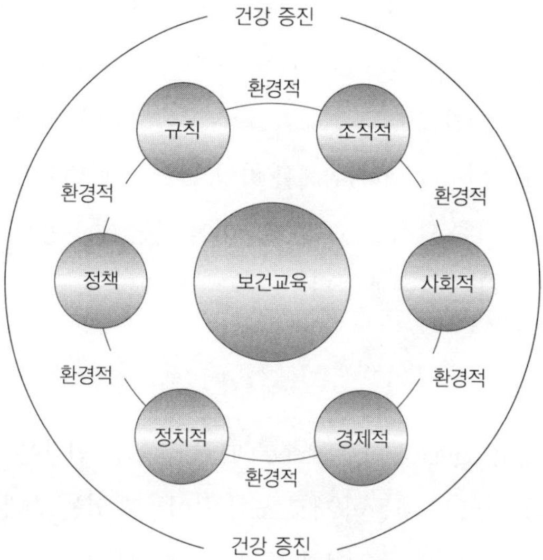

그림 4-1 보건교육과 건강 증진의 관계

이 완전히 일치된 개념이 될 수는 없다. 이러한 측면에서 일반적으로 보건교육은 건강 증진의 기초 수단인 교육적 수단으로 개념화되고 있다.

건강 증진을 위한 교육사업, 환경사업은 보건교육을 통해 그 필요성 및 방법이 인식될 수 있으며, 따라서 건강 증진을 위한 보건교육은 협소한 개인 중심의 질병 예방 모형이 아닌, 생활 양식의 개선과 건강한 환경의 조성을 적극적으로 꾀하려는 사회적 · 환경적 연관성을 토대로 이루어져야 한다.

(3) 보건행동 이론

전통적으로 보건교육의 가장 중요한 목적은 각 개인이 보건 행동을 실천하도록 하는 데 있다. 즉 비건강 행동을 하는 개인의 행동 변화를 유도해 보건 행동을 실천하도록 하는 것이다. 이를 위해 반드시 선행되어야 하는 것은 인간의 행동에 대한 올바른 이해이다. 인간이 특정한 행동을 하게 되는 원리에 대한 이해를 바탕으로, 행동 변화의 요소들을 파악하고 행동 변화를 달성할 수 있는 방법을 찾는 데 유용한 이론 가운데 몇 가지를 소개하면 다음과 같다.

인지조화론

인지조화론(Cognitive Consistency Theory)이란 인간은 자신이 가지고 있는 지식, 태도 및 행동이 서로 조화를 이루고 있는 상태를 선호한다는 기본 전제에 바탕을 두고 있다.

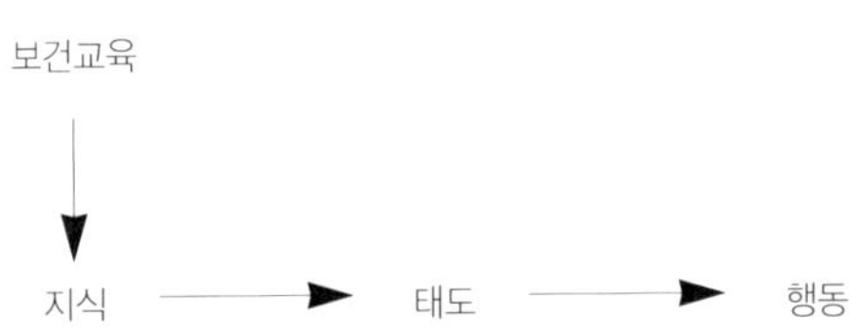

그림 4-2 인지적 조화

예를 들어 새로운 지식을 습득하게 되면 기존에 조화를 이루고 있던 지식, 태도와 행동 사이에 부조화(dissonance)가 발생해 새로운 지식과 태도에 걸맞도록 행동을 바꾸게 된다는 것이다. 따라서 건강에 관한 새로운 지식을 교육하면 건강한 생활 태도를 갖게 되고, 이어서 건강한 행동을 실천하게 된다고 주장한다. 그러나 지식, 태도, 행동은 복잡하고 역동적인 방법으로 상호작용하고 있기 때문에 교육은 지식뿐 아니라 태도와 행동도 같이 목표로 해야 한다.

건강 신념 모형

건강 신념 모형(Health Belief Model: HBM)은 베커(Becker, 1974), 로센스톡(Rosenstock, 1974) 등에 의해 건강행위를 예측하기 위해 개발된 모형인데, 건강 행동을 설명할 수 있는 몇 개의 기본적인 차원을 공식화하려는 시도에서 만들어진 것으로 1950년대에 처음으로 개발되었다(그림 4-3). 건강 신념 모형은 건강 관련 행동을 사회심리학적으로 설명하는 가장 영향력 있고 널리 이용되는 모형으로, 인지가 의사결정에 가장 중요한 역할을 한다. 즉 진실보다는 어떤 행동을 일으키는 특정한 신념

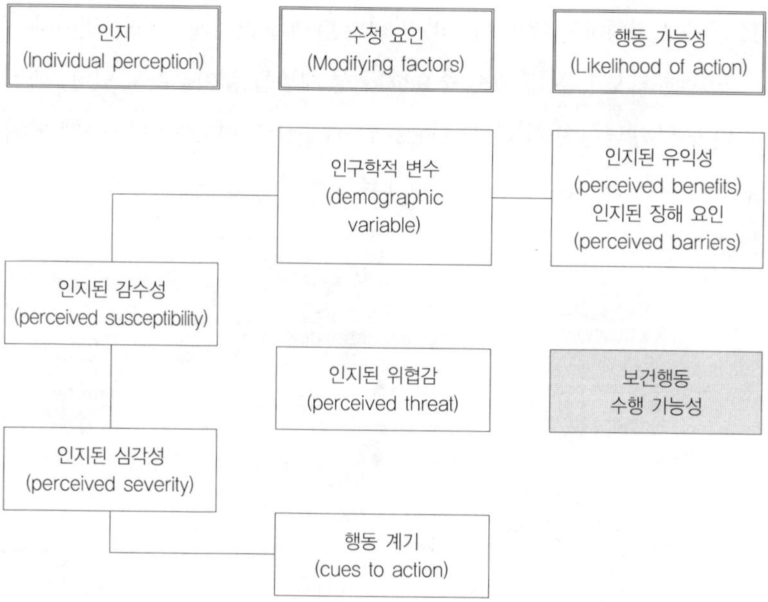

그림 4-3 건강 신념 모형

에 대한 예측이 더 중요하다는 것이다. 이 모형은 개인의 심리적 준비 상태와 질병의 위험 감소에 대한 개인의 지각에 의해 건강 행위가 결정되는 신념에 기본 가정을 두고 있다.

범이론적 모형

범이론적 모형(Transtheoretical Model: TTM)은 개인이 어떻게 건강 행위를 시작하고 이를 유지하는가에 대한 행위 변화의 원칙과 과정을 설명하는 통합적인 모형이다. 기본 전제는 건강과 관련된 행위의 변화를 "성공과 실패의 이분된 범주로 볼 것이 아니라 점차적으로 일어나는 역동적인 과정"으로 이해해야 함을 제안하는 모형이다. 즉 개인은 좋지 못한 행동(예를 들면 비활동적 생활)에서 바람직한 행동(규칙적인 운동)으로 곧바로 이행하는 것이 아니라 일련의 단계를 거치게 된다는 것이다.

범이론적 모형은 네 개의 중요한 구성 개념들로 이루어져 있다. 핵심적인 구성 개념은 변화 단계(stages of change)로, 변화 단계는 문제 행위 변화에 대한 의도를 나타내는 5단계로 구성되어 있다. 즉 행위의 변화에

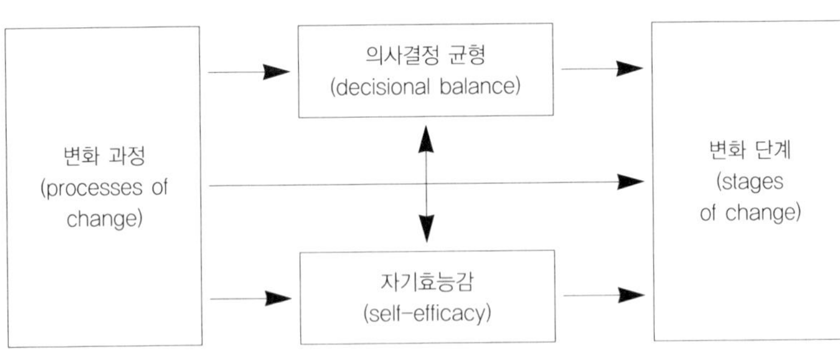

그림 4-4 범이론적 모형

대한 의도가 없는 계획 전 단계, 변화를 심각하게 고려하는 계획 단계, 곧 있을 변화를 위한 준비를 하고 있는 준비 단계, 행위 변화를 시도하고 있는 행동 단계, 그리고 성공적으로 행위 변화를 유지하고 있는 유지 단계로 구성된다.

개인은 현재에 자신이 위치한 단계에서 앞 단계로의 진행을 통해 건강상 바람직한 생활 양식을 갖게 되는데, 변화 단계의 진행은 변화 과정(processes of change), 의사 결정 균형(변화의 긍정적인 면인 pros와 부정적인 면인 cons에 대한 비교분석), 그리고 자기효능감(self-efficacy)의 영향을 받게 된다.

(4) 보건교육의 방법

학교 또는 지역사회에서 보건교육을 실시하려는 경우에 무엇을 할 것인가 하는 문제도 있지만, 왜, 어떠한 방법으로 실시하느냐 하는 것도 매우 중요하다. 어떤 방법이 유효한 것인지, 어떤 방법이 어떤 경우에 더 좋은지, 몇 가지 방법을 함께 사용하는 것이 좋은지 등을 보건교육의 방법으로서 살펴볼 필요가 있다.

보건교육 방법 및 매체 선택 기준

① 리더십

리더십(leadership)은 어떤 그룹 활동의 리더, 지역사회 조직의 리더 등, 집단 가운데 지도자의 역할이 중요하다. 보건교육에서도 교육자가 어떤 지도력을 발휘하느냐에 따라서 교육 성과에 영향을 미치게 된다.

② 계통학습과 문제해결 학습

교육(학습) 방법은 계통학습(systematic learning)과 문제해결 학습(problem solving learning)으로 나눌 수 있다. 계통학습이란 어떤 문제를 계통적으로 순서를 세워서 교육하는 것으로, 예를 들면 원리 원칙을 이해시키며 그것을 실제적인 면에 응용함으로써 문제를 해결하도록 하는 방법이다. 문제해결 학습은 실제로 어떤 문제에 당면했을 때 또는 실제적인 문제에 대해 그것을 해결하는 데 어떤 방법이 좋은가에 대한 연구・조사를 통해서 최선의 방법이라고 판단되는 것을 선택해 당면한 문제를 해결하는 과정에서 원리・원칙을 터득하는 방법이다.

③ 참가

참가(participation)의 의미는, 예를 들어 '건강교실에 참가한다'라는 표현으로 사용하기도 하지만, 주민 참가, 기업 참가, 경영 참가 등의 경우에서의 참가의 뜻은 누군가가 기획한 사업에 단순히 참여하는 것이 아니라 기획(planning)이나 의사결정(decision-making) 과정에 참가하는 것을 의미한다. 이런 의미의 참가가 보건교육에서 중요시되는 것은 어떤 일에 대해 진실로, 적극적으로, 자신의 일로 받아들이게 하는 것이 결과적으로 행동의 변화라는 측면에서 매우 중요하기 때문이다.

④ 매스커뮤니케이션과 퍼스널 커뮤니케이션

매스커뮤니케이션(mass communication)은 TV, 라디오, 신문, 잡지 등을 활용해 불특정 다수의 사람들에게 행하는 정보 전달 방법이며, 퍼스널 커뮤니케이션(personal communication)은 개인적 의미보다는 인간적인 전달로서 소문의 흐름. 1:1 대화, 소수의 모임 등이 포함된다.

⑤ 이론적인 호소와 감정적인 호소

이것은 보건 관련 행사나 캠페인, 강연 등을 실시할 때의 내용, 혹은 행정기관 책임자에게 건강 문제를 좀더 중요하게 다루도록 하기 위한 접근 방법 등과 같은 보건교육의 내용에 관한 문제와 관련이 있다. 이론적 호소 방법이란, 교육하고자 하는 내용을 이론적으로 설명하는 방법이며, 감정적 호소 방법은 사례, 성공담, 사연 등을 통해 감정에 호소하는 방법이다.

⑥ 집단토의와 집단 결정

집단토의와 집단 결정(group discussion & group decision)은 적정 인원의 그룹 구성원이 토의를 통해 어떤 문제의 해결 방안을 최종적으로 결정하는 방법으로, 강의나 개별 지도에 비해 행동 변화를 유도하는 데 2~3배의 높은 효과가 있다. 이 방법이 효과가 큰 이유는 집단심리를 이해함으로써 설명될 수 있다.

⑦ 시청각교육

시청각교육(audio-visual education)은 시각교육, 즉 시각에 직관적으로 호소하는 방법으로, 언어와 더불어 주로 표 · 그림 · 사진 등을 사용해서 직접 시각에 호소하는 교육이다. 따라서 시청각교육을 실시할 경우에는 되도록 언어적 설명을 줄이고 그림이나 동영상 등으로 표현하는 방법을 연구하는 것이 바람직하다.

보건교육의 방법

보건교육의 방법이란 어떠한 계획을 실시하는 일반적인 방식 또는 처리의 체계이며, 매체란 방법 가운데에서 전달 수단으로서 사용되는 보조적인 것을 말한다.

보건교육의 방법을 분류하면 다음과 같다.

① 개별 지도(교육)

1:1로 행해지는 방법으로, 해결해야 할 문제가 개별적 또는 개인적인 경우에 사용된다. 흔히 사용되는 방법은 건강상담, 의료상담, 보건지도, 가정방문 등이다. 이 방법에서는 교육자가 여러 가지를 이야기하는 것보다는 잘 들어 주는 것이 더 중요하므로 카운슬링 기법 등을 익혀 두는 것이 중요하다.

② 대화 중심의 집회

집단토의와 집단 결정 방식을 응용한 소집단교육 방법이다. 학습자의 능동적 참여의 유도, 이해력 발달, 의사결정과 문제 해결 능력 배양, 협동 정신 함양 등에 효과적이다. 이와 같은 회의 방식은 교육은 아니지만, 일반적으로 교육적 측면에 내포될 때 효과가 높아질 수 있다.

③ 일방적인 집회

강연회, 영화회, 슬라이드회 등을 통해 일방적으로 교육하는 방식이다. 교육을 이야기할 때, 가장 먼저 강의를 연상시킬 정도로 과거부터 가장 많이 이용되어 온 방법이 강의나 강연이다. 이 방법은 일방적인 커뮤니케이션에 기초하지만, 전달하고자 하는 내용에 대해서 어떻게 받아들이고 이해했는가에 따라 상당한 차이가 나타날 수 있으므로 강의나 강연 시에는 목적이나 목표 등을 압축시키는 것이 중요하다.

④ 집회의 효과를 높일 수 있는 것

심포지엄 · 패널 토의 · 포럼 등은 강연회의 변형이라고 볼 수 있으며, 일종의 연출로 구분할 수 있다. 이 방법은 대상자(청중)를 포함한 회의가 아니라, 단상의 사람들에 의해 진행되는 형태로, 주로 학회나 학술대회에서 사용된다.

⑤ 매스컴적인 것

매스컴적인 방법은 불특정 다수를 대상으로 하고 있기 때문에, 설득력을 높이기 위해서는 선전에 관한 심리학적 원칙, 즉 호소하고자 하는 내용과 일반적으로 호감가는 내용과의 연결, 감탄사 · 단순한 언어 등의 사용, 동일 내용의 반복적 제공 등의 원칙을 적용해야 한다. 유선방송, 지역사회 소식지(정기간행물) 등도 중요한 교육매체이다.

⑥ 기타

전시회, 견학, 콩쿠르, 실연, 역할극, 실습 등도 중요한 보건교육적 방법이다.

보건교육의 매체

① 입체적 매체 : 표본, 실물, 모형, 파노라마/지오라마 등

표본이나 실물은 사진이나 그림에 비해 일반적으로 호소력이 강하며, 전람회 · 강의 · 실연 · 실습 등에서 주로 사용된다. 모형은 실물을 보여 줄 수 없는 경우에 흔히 사용되며, 파노라마는 전체적인 장면을 입체적으로 나타내는 것으로 지역사회 활동 전체를 표현하는 데 주로 이

용된다. 지오라마는 건강상담 또는 가정간호 장면 등 실제적 장면이나 상황을 나타내는 데 주로 사용된다.

② 평면적 매체 : 지도, 게시판, 포스터, 융판, 슬라이드, OHP/TP 등

지도는 일정 구역 내의 지역별 질병 발생 상황을 표시하거나 보건의료 시설의 장소를 표시하는 데 이용되며, 게시판은 전람회, 병원, 의료기관 등의 대합실에서 주로 사용된다. 포스터는 단순한 내용에 관해 주의를 환기시키거나 행사를 안내하는 데 사용되며, 융판은 내용 중 중요 부분을 그림 등으로 만들어 헝겊에 부착시켜 정보를 제공하는 방법이다. 슬라이드, OHP 등은 강연 등의 보조적 설명 자료로 사용된다.

③ 동적 매체 : 영화, 비디오, 멀티미디어 등

영화나 비디오 등은 효과적인 커뮤니케이션 매체로서, 움직임과 현장감 제공, 학습 동기 유발 및 정의적 영역의 태도 형성에 효과적이다. 멀티미디어는 문자, 그림, 사진, 영상, 애니메이션, 음향, 음악, 출판 등의 디지털 방식으로, 컴퓨터를 중심으로 통합된 커뮤니케이션과 상호작용이 수반되는 복합 다중매체이다. 다양한 매체가 통합되어 있어 매체 간의 상호작용이 가능하고 다량의 정보를 수록할 수 있다.

④ 인쇄 매체 : 팸플릿, 리플릿, 전단, 회람, 편지 등

최근의 인쇄물은 사진 및 그림을 주체로 한 것도 많으나, 대부분은 문자 중심의 메시지 전달에 중점을 두고 있으므로 보기 쉽고, 읽기 쉽고, 알기 쉽게 만드는 것이 중요하다.

위와 같이 다양한 보건교육 방법의 보조 수단인 매체를 선택할 때, 매체의 효과를 높이기 위해서는 시간성, 참여, 속도, 지속성이 있어야 하며, 교육의 효과를 높이기 위해서는 매체의 집중성, 내용의 집중성, 대상의 집중성, 시기의 집중성, 각종 매체의 동일 보조 등을 고려해야 한다.

제5장

식생활과 건강과학

1. 식생활, 음식문화와 건강과학

평균수명의 증가와 당뇨병, 비만증, 심혈관계 질환 등 생활습관병의 증가, 그리고 이에 따른 최근의 웰빙(well-being) 열풍은 개인의 삶의 양식을 바꾸고 건강관리의 우선 순위를 변화시키고 있다. 다른 한편으로는 '잘 먹고 잘사는 법'이 화두가 되면서 새삼스럽게 건강식으로서 우리 전통음식의 우수성이 관심을 끌고 있다. 세계 각국에서 불고 있는 한류 열풍과 함께 2006년 미국의 건강 전문지인 『건강(*Health*)』지는 세계 5대 건강식품 중 하나로 한국의 김치를 선정했으며, 비빔밥이 1998년 머큐리상 기내식 부문 대상을 수상하는 등 세계적으로 한국 음식은 최고의 건강식이라는 찬사를 받고 있지만 정작 우리들은 그 우수성을 잘 느끼지 못하고 있는 것 같다.

우리의 식생활은 1960년대까지는 식량 부족과 영양 결핍의 문제가 심각했고, 위생 상태가 매우 불량해 기생충이나 전염성 질환이 많았다. 1970년대와 1980년대를 거치면서 과학기술이 발달함에 따라 식품의 가공 기술이 발달하고 식생활이 풍부해짐에 따라 영양 과잉의 문제가 대두되기 시작했으나 여전히 영양 결핍의 문제가 남아 있었다. 이 때부터 성인병에 의한 질병이 큰 문제로 대두되었고, 환경오염 및 식품오염, 잔류 농약, 식품첨가물 등 새로운 위생 문제에 대한 관심이 커지게 되었다. 1990년대 이후 소비자들은 건강에 대한 관심이 커지면서 건강 지향적인 소비자가 증가했으며, 평균수명의 증가에 따라 식생활과 건강에 대한 국민적 관심도 증가했다. 1990년대 말부터 광우병, 조류독감, 구제역 등 가축성 질환으로 인한 식품의 안전성에 대한 문제가 나타나면서 안전한 식품에 대한 요구가 높아지고 있으며, 최근에는 건강과 함께 지속적인 성장 가능성을 추구하는 LOHAS(Lifestyles of Health and Sustainability)에 관한 관심도 증가하고 있다.

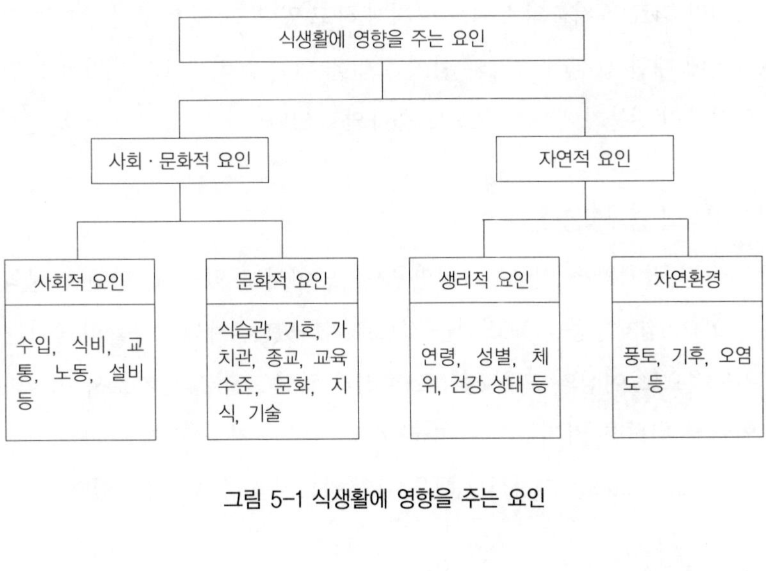

그림 5-1 식생활에 영향을 주는 요인

건강과 식생활에 영향을 주는 요인은 매우 다양하지만 크게는 자연적인 요인과 사회 · 문화적 요인으로 생각해 볼 수 있다. 경제적 요인과 인구 · 사회적 요인도 빠르게 변화하고 있다. 식생활에 영향을 주는 요인은 [그림 5-1]과 같다.

(1) 식생활의 변화 요인

인구 구성의 변화

우리 국민의 평균 기대수명은 2005년 현재 평균 78.6세(남자 75.14세, 여자 81.89세)로 평균수명이 증가하고 있으며, 65세 이상 인구 구성비는 9.1%로 그 어느 나라보다 인구의 고령화가 빠르게 진행되고 있다. 또 한편으로는 우리나라의 2004년 출산율이 세계 최저 수준인 1.16명을 기록함으로써 경제협력개발기구(OECD) 회원국 중 가장 낮은 수치를 보였다. 이러한 심각한 저출산 · 고령화 사회는 노인 부양에 대한 부담뿐만 아니라 의료비 지출의 부담도 커지게 하고 있다. 노인 인구의 증가는 건강식에 대한 관심의 증가와 함께 노인을 위한 실버푸드의 개발과 노인 영양관리 전문가에 대한 요구도 증가되고 있다.

여성의 경제활동 참가 증가

여성 경제활동 인구는 1천만 명을 넘어서고 있으며, 전체 여성의 53.9%가 경제활동을 하고 있는 것으로 나타났다. 여성 고용률의 증가는 전통적으로 여성의 고유 역할로 알려져 왔던 조리 담당자로서 여성의 역할에 변화를 가져왔으며, 따라서 외식의 증가와 함께 HMR(home meal replacement: 가정식사 대용식)의 필요성을 증가시키고 있다.

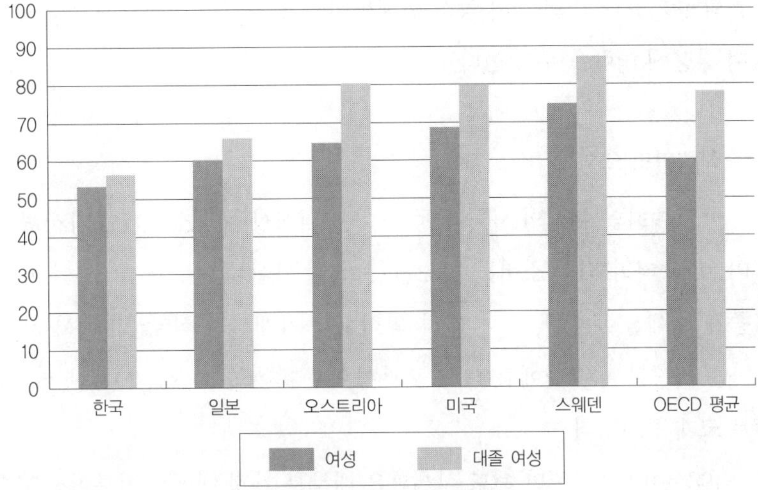

그림 5-2 OECD 국가의 여성 경제활동 참가율
(출처: *OECD Employment Outlook 2005*, 전체 여성은 2004년, 대졸 여성은 2003년 기준)

식품산업의 발달과 가공식품의 증가

식품산업의 발달로 전통적인 식품인 장류, 김치, 젓갈까지 상업화된 제품을 사다 먹을 수 있게 되었고, 이에 따라 가공식품에 대한 의존도도 높아지고 있다. 우리나라의 식품산업은 1960년대에는 제과, 제빵, 라면 등의 밀가루 제품으로 시작해 유가공과 청량음료, 햄과 소시지 등이 발달했으며, 특히 아시안게임(1986)과 올림픽 개최(1988)를 통해 가공식품이 고급화, 다양화되었다. 1990년대에는 전통음식 분야에서도 산업화가 시작되었고, 배달 도시락, 김밥과 같은 식품과 완전 조리식품, 가공식품이 다양화되었다. 특히 서구형 가공식품인 햄과 소시지, 유제품, 커피와 청량음료 등이 널리 보급되면서 서양 음식에 대한 기호도가 높아져 식생활 패턴도 점차 서구화되어 가고 있다. 식품산업의 발달과 가공식품의 증가는 우리의 식사 양식을 전환시키고 우리의 식생활을 변화시키며 건강에 영향을 주고 있다.

식생활의 외부화

핵가족화와 여성의 사회 활동 확대는 외식상품의 소비를 증가시켰으며, 이에 따라 외식 소비는 1982년~2004년 사이에 연평균 18.5%의 빠른 증가 추세를 보였다. 이에 따라 외식비가 가계비의 식료품비에서 차지하는 비중은 1982년에 6.0%에 불과했으나 1990년 20.3%, 2004년 45.9%로 크게 증가했다.

1980년대 초까지만 해도 식생활은 대부분 가정 내에서 이루어졌으나 1980년대 후반에 해외 브랜드의 국내 시장 진출이 늘어나면서 외국의 패스트푸드 업체들이 급증했고, 이에 따라 패스트푸드 섭취도 증가하게 되었다. 패스트푸드 섭취는 청량음료의 섭취를 증가시키며, 따라서 청소년 비만의 원인으로 생각되고 있다. 2001년 국민건강영양조사 결과 3세 이상 우리나라 국민의 3분의 1이 매일 외식하고 있는 것으로 나타났으며, 외식 섭취 빈도는 '1일 2회 이상'이 5.1%, '1일 1회'가 28.1%로 나타났다. 지역별(대도시), 연령대별(학령기와 20대)로 외식률의 차이를 보여, 대도시의 경우 다른 지역에 비해 외식률이 높아 대상자의 39.4%가 매일 외식하고 있었으며, 연령별로는 7~12세, 13~19세, 20~29세 대상자의 43.4~47.6%가 매일 외식하고 있는 것으로 나타났다. 외식을 자주 하는 경우 에너지, 특히 지방의 섭취량이 증가되며, 단위 에너지당 비타민 및 무기질의 영양밀도는 감소되었는데, 외식에서 간이 싱겁다고 느낄수록 실제 섭취하는 나트륨 양이 많았다.

외식 소비의 확대는 외식 소비 행태에도 영향을 주고 있는데, 최근 외

표 5-1 도시 근로자 가구의 월평균 외식비 변화

(단위: 원)

연도	1999	2000	2001	2002	2003	2004
외식비	153,350	185,654	208,860	212,658	244,765	274,580

식 소비 행태의 특징은 다양성, 간편성, 건강 지향성으로 변화하고 있으며 건강 외식에 대한 소비자들의 요구도 증가하고 있다.

식품 기호와 식습관

식품 기호(food preference)는 특정 음식을 다른 음식에 비해 더 선호하고 좋아하는 것을 의미하며, 배고픔과는 상관없이 섭취하고 싶은 욕구를 말한다. 기호는 개인의 식생활에 큰 영향을 미치게 하는 요인이며, 건강뿐만 아니라 정신적으로도 영향을 미친다. 기호는 교육적 경험으로 학습에 의해 변화될 수는 있지만 각 가정과 사회의 풍습과 전통, 그리고 풍토에 의해 영향을 받기 때문에 쉽게 변하지 않는다. 식품기호는 심리적인 영향을 받기도 하며, 나이가 들면서 변화하기도 하지만, 식습관에 영향을 주고 식품과 영양소 섭취에 영향을 주므로 결국 개인의 건강 상태에 영향을 주게 된다. 기호도가 높은 식품만 편식하는 경우 영양의 불균형을 초래하게 되며, 장기간 지속되면 특정 영양소의 과잉이나 부족으로 인한 건강 문제를 야기할 수 있다.

식품의 안전성과 위해 요소

식품에 대한 불안감과 불신도 식품의 소비에 영향을 주며 식생활을 변화시킬 수 있다. 1970년대와 1980년대의 식품 위해 사고는 미생물에 의한 식중독이 대부분이었으나, 산업 발달과 환경오염 등으로 1990년대 이후에는 광우병과 조류독감, 구제역과 같은 가축성 질환을 비롯해 O-157, 중금속 오염, 다이옥신 등이 식품의 안전성을 위협하고 있다. 최근에는 사전 예방적 식품안전관리 제도의 시행을 위해 HACCP(위해 요소 중점관리 제도), GAP(우수농산물 관리 제도), 이력추적 시스템(traceability) 등을 시도하고 있다.

(2) 식생활이 건강에 미치는 영향

식생활이 건강에 영향을 미친다는 것은 잘 알려져 있지만 생활습관병 발생에 영향을 미치는 요인이 매우 복합적이므로 식생활이 어떤 질

표 5-2 만성질환의 발생 원인과 영양소별 인과 관계

	비만	당뇨	심장병	암
칼로리 섭취 과다	↑			
포화지방산, 트랜스지방산, 콜레스테롤			↑	
염분, 염장식품 섭취 과다			↑	↑ 위암
설탕 함유 음료	↑			
뜨거운 음료/음식				↑ 구강, 인후, 식도암
알코올 섭취 과다			↑	↑ 구강, 인후, 식도, 간, 유방
비만		↑	↑	↑ 식도, 대장, 유방 신장
흡연			↑	↑ 거의 모든 암
식이섬유	↓	↓	↓	
채소와 과일	↓	↓	↓	↓ 구강, 식도, 위, 대장암
불포화지방산(ω-3, ω-6)			↓	
운동	↓	↓	↓	↓ 대장, 유방

출처: Joint WHO/FAO Expert Consultation on Diet, Nutrition and the Prevention of Chronic Diseases(2002: Geneva, Switzerland), WHO technical report series; 916, 2003.

표 5-3 각종 질병 발생 위험의 감소 혹은 증가에 영향을 주는 요인

질병	증거	감소 요인	증가 요인
비만증	확정 요인	규칙적 운동, 고섬유식	고밀도 에너지, 저밀도 미량영양소 식사
	가능 요인	모유 수유, 건강한 학교 환경	고밀도 에너지 지방 식품 유통, 가당음료
당뇨병	확정 요인	과체중군의 체중 감소, 운동	복부비만, 운동 부족, 임신성 당뇨
	가능 요인	고섬유식	포화지방, 태아 성장 부진
심혈관계질환	확정 요인	운동, 필수지방산, 칼륨, 채소, 과일, 생선 기름 (EPA〈DHA), 절주	포화지방, 트랜스지방, 염분, 과체중, 과음
	가능 요인	불포화지방, 섬유소, 전곡, 종실, 엽산	콜레스테롤 섭취, 커피
암	확정 요인	운동(대장)	과체중(식도, 대장, 유방, 신장, 자궁내막) 음주(구강, 인두, 후두, 식도, 간, 유방) 아플라톡신(간), 염장생선(비후)
	가능 요인	채소, 과일(구강, 식도, 위, 대장), 운동(유방)	가공육(대장), 염장식품 또는 식염(위) 뜨거운 음식(구강, 인두, 식도)
골다공증	확정 요인	비타민D, 칼슘, 운동	과음, 저체중
	가능 요인	채소, 과일, 콩 제품, 적절한 음주	염분, 고단백질 섭취, 저단백질 섭취
충치	확정 요인	불소	설탕 섭취량, 섭취 빈도
	가능 요인	딱딱한 치즈, 무가당 껌	청량음료, 과일주스

출처: Joint WHO/FAO Expert Consultation on Diet, Nutrition and the Prevention of Chronic Diseases(2002: Geneva, Switzerland), WHO technical report series; 916, 2003.

병 발생에 얼마나 영향을 미치는지는 불명확하다. 그러나 최근 WHO에서는 전문가위원회를 구성하고 그동안의 연구 결과를 종합해 인류의 건강을 위협하는 주요 질병들을 대상으로 식생활 위험 요인을 발표했다. 〈표 5-2〉와 〈표 5-3〉에서 나타난 것처럼 영양 요인은 음주, 운동, 흡연

요인과 함께 우리나라의 주요 사망 원인인 암, 심혈관 질환, 간질환, 당뇨병 등의 중요한 위험 요인임을 알 수 있다.

2. 한국 음식의 건강과학성

한식은 기본이 밥상이다. 밥은 다양한 종류의 잡곡을 이용해 지을 수 있고, 밥에는 간이 들어 있지 않기 때문에 여러 가지 반찬을 곁들여야 하는 특성이 있다. 그런데 이것이 바로 영양적인 균형을 이룬 균형식을 유지할 수 있도록 해 준다. 밥과 된장국을 중심으로 생선구이, 나물, 김치가 어우러진 전통 상차림은 지방 함량이 낮으며 특히 포화지방이 적고 불포화지방산의 함량이 높고 섬유소가 풍부하여 그 자체가 건강한 식생활을 유지할 수 있도록 해 준다. 따라서 통곡류(whole grain)로 밥을 지어 전통 상차림으로 식사를 하게 되면 모든 영양소를 고루 섭취할 수 있다. 예를 들면 밥은 현미잡곡밥으로, 국은 건더기가 많고 국물은 적게, 김치와 반찬은 싱겁게 조리하면 이것이 바로 건강식이다.

육류와 빵을 위주로 하는 서양식은 단백질이 과잉 섭취되며, 탄수화물 비중이 줄고, 단백질과 지방의 비율은 올라가서 열량 섭취가 지나치게 많아진다. 또한 중요한 미량 영양소는 빠진 정제한 식품 재료들로 만들어진 것이 많으므로 우리의 전통 상차림을 유지하는 것은 한국인의 건강을 유지하는 식생활이라고 할 수 있다.

(1) 우리나라 식생활의 특징

우리나라에서는 예로부터 '식약동원(食藥同源)'의 개념을 적용한 음식문화가 발달되어 "식품은 독이 없고 오랫동안 먹어도 해가 없는 상약(上藥)"으로 생각해 왔다. 이것은 중국의 『신농본초경(神農本草經)』에 나타난 것과 같이 "食補不如藥補 千補萬補不如食補(식보불여약보 천보만보불여식보)", 즉 "약으로 보하는 것이 밥으로 보하는 것에 미치지 못한다"는 의미로 약보다 밥을 더 중요하게 생각했음을 보여 준다. 이것은 또한 질병 발생 후에 치료하는 것보다 질병이 발생되기 전에 예방하는 것을 중요하게 생각했음을 말해 준다.

우리나라 음식문화의 특징은 앞에서 말한 식약동원의 개념을 적용한 음식문화라는 점이 가장 큰 특징이며, 다른 한편으로는 음양오행에 기초한 균형적인 영양의 공급을 중요하게 생각한 음식문화를 지켜왔다는 것이다. 또한 여러 시식과 절식(節食)을 비롯해 백일이나 돌, 회갑 등의 잔치문화와 함께 나누어 먹는 공동체 의식에 입각한 축제 성격의 음식문화를 이루어 왔고, 한식이 손이 많이 가는 음식으로 알려져 있는 것처럼 정성이 깃들인 음식문화를 갖고 있다. 그 밖에도 계절에 따른 다양한 재료를 이용한 음식이 발달되어 풍류와 멋을 지닌 음식문화를 유지해 왔다.

(2) 비빔밥으로 본 한식의 건강과학성

비빔밥은 대표적인 한국 음식으로 그 특징을 통해 우리 음식의 건강과학성을 살펴볼 수 있다. 『동국세시기』(1849)에 비빔밥은 "강남사람들은 반유반이란 음식을 잘 만든다. 젓, 포, 회, 구운 고기 등을 밥에 넣은 것으로 이것이 곧 밥의 골동이다" 하여 골동반으로 명시되어 있다. 비빔밥에 대한 최초의 기록은 『시의전서』(1800년대 말)에 '부빔밥'으로 표기된 것이다.

> "밥을 정히 짓고, 고기는 재워 볶고, 간납은 부쳐 썬다. 각색 남새를 볶아 놓고 좋은 다시마로 튀각을 튀겨서 부숴 놓는다. 밥에 모든 재료를 다 섞고 깨소금, 기름을 많이 넣어 비벼서 그릇에 담는다. 위에는 잡탕거리처럼 계란을 부쳐서 골패짝만큼씩 썰어 얹는다. 완자는 고기를 곱게 다져 잘 재워 구슬만큼씩 빚은 다음 밀가루를 약간 묻혀 계란을 씌워 부쳐 얹는다. 비빔밥 상에 장국은 잡탕국을 해서 쓴다."

비빔밥은 계절에 따른 다양한 부재료의 사용이 가능하며, 한 그릇 음식으로 간편하면서도 영양적인 균형이 잘 잡혀 있다. 비빔밥의 각 재료의 건강과학성을 살펴보면 다음과 같다.

밥

밥은 다른 어떤 음식과도 잘 어울려서 밥과 반찬, 주식과 부식을 뚜렷이 구분된 식생활을 발달시켰다. 우리 국민의 쌀 섭취량은 1980년에는 1인 1일당 459.5g을 섭취했으나 20년 후인 2005년에는 205.7g(약 2.2공기)으로 대폭 감소해 쌀 소비 감소 경향을 보이고 있다. 그러나 쌀은 여전히 한국인이 가장 많이 섭취하고 있는 단일 식품이다. 현미는 백미에 비해 섬유소가 약 세 배 정도 많으며 현미밥으로부터 얻는 섬유소의 양은 다른 반찬보다 많다. 비타민과 무기질도 3~4배의 차이가 난다. 쌀을 밀과 비교해 보면 〈표 5-4〉에서와 같은 차이점을 발견할 수 있다.

표 5-4 쌀과 밀의 차이점

특성	쌀	밀
생산환경	고온다습, 이어짓기 가능	냉량 건조, 이어짓기 곤란
낟알 구조	겉껍질은 무르고 배젖은 단단	겉껍질은 단단하고 배젖은 무름
주 이용 형태	입식	분식
조미 필요성	불필요	필요함. 반죽해서 빵, 국수
맛의 특징	관용. 어떤 음식과도 어울림	한정된 음식과 어울림
물리적 특징	전분질에 따라 찹쌀, 멥쌀 구분	단백질이 글루텐 형성
단백질의 영양	양질, 많이 먹으면 쌀만으로도 생존 가능	단백가가 낮아서 달걀, 우유 등과의 조합 필요

출처: 오카다 데쓰, 『국수와 빵의 문화사』, p. 53.

나물

비빔밥의 색은 에너지를 나타내는 빨강색과 행복을 나타내는 노랑색 그리고 건강을 나타내는 초록색이 조화를 이루고 있다. 바로 이러한 비빔밥의 색을 나타내는 재료는 다양한 종류의 나물들이다. 나물류에는 각종 비타민과 무기질이 풍부하게 함유되어 있으며 섬유소도 풍부하다. 또한 나물은 부피에 비해 열량이 적으므로 포만감을 주어 체중 조절에도 도움이 된다. 녹황색 채소는 카로티노이드 함량이 많은데, 여러 역학조사 연구 결과 카로티노이드 섭취량과 암 발생 간에는 역의 상관 관계가 있으며 이것은 단순히 카로티노이드 자체만에 기인한다기보다는 카로티노이드를 함유하고 있는 식품, 즉 채소류를 풍부히 섭취함으로써 질병 예방 효과가 있는 것으로 밝혀지고 있어서 비타민제를 복용하는 것보다는 나물과 같은 채소류를 충분히 섭취하는 것이 더 중요한 것으로 보인다.

표 5-5 식품에 존재하는 파이토케미컬의 종류와 기능

식품	종류	기능
토마토	라이코펜	전립선암 예방
수박	라이코펜	심장질환 예방
사과	페놀화합물	노화 지연, 암 예방, 콜레스테롤 강하
딸기	안토시아닌, 엘라직산	노화 지연, 폐기능 강화, 암 예방, 당뇨병성 합병증 예방
살구 당근 늙은호박 고구마	베타카로틴	항산화작용, 암 예방 심장질환 예방, 폐 보호 기능
감귤류	탄제린, 헤스페리딘, 리모넨	
브로콜리	글루코시놀레이트, 설포라판	노화 지연, 암 예방, 폐 기능 향상 백내장 예방, 알레르기 염증 반응 저하 당뇨병성 합병증 예방
케일	베타카로틴,설포라판 인돌,루테인,퀘세틴	
시금치	베타카로틴, 루테인, 지아잔틴	노화 지연, 암 예방 폐 기능 향상 황반 퇴화 및 백내장 예방 시력 감퇴 둔화, 당뇨병성 합병증 예방
양배추	설포라판, 인돌	암 예방
잎상추	퀘세틴	알레르기 염증 반응 저하 뇌와 기관지 종양의 성장 저지 오염물질과 흡연으로부터 폐 보호
부추 쪽파	알릴화합물	암 예방 콜레스테롤 및 혈압 강하
마늘	알릴화합물 퀘세틴	암 예방 콜레스테롤 및 혈압 강하 알레르기 염증 반응 저하 뇌와 기관지 종양 성장 저지
양파	알릴화합물 퀘세틴	암 예방 콜레스테롤 및 혈압 강하 알레르기 염증 반응 저하 뇌와 기관지 종양 성장 저지 오염물질과 흡연으로부터 폐 보호

식품	종류	기능
배	퀘세틴	알레르기 염증 반응 저하 뇌와 기관지 종양 성장 저지 오염물질과 흡연으로부터 폐 보호
블루베리	안토시아닌 엘라직산	노화 방지, 암 예방 콜레스테롤 강하
포도	레스베라톨 엘라직산 퀘세틴	심장병 예방, 암 예방 알레르기 염증 반응 저하 뇌와 기관지 종양 성장 저지 오염물질과 흡연으로부터 폐 보호
검은콩, 검은깨, 검은쌀, 해조류, 석이버섯, 블랙올리브	안토시아닌	암 예방, 노화 억제 콜레스테롤 강하, 시력 개선 효과 혈관 보호 기능, 항궤양 기능

비빔밥은 계절마다 다양한 나물을 이용해 다양하게 만들 수 있으며 제철 나물은 맛도 가장 좋을 뿐만 아니라 영양가도 높아서 부족한 영양소와 섬유소를 보충해 줄 수 있다. 과일과 채소의 표면에는 자외선과 같은 외부 환경으로부터 식물 자신을 보호하기 위해 분비하는 식물성 생리 활성물질인 파이토케미컬(phytochemicals)이라는 물질이 들어 있다. 식물성 식품 중에 미량 존재하는 파이토케미컬은 영양소는 아니지만 건강에 유익한 생리활성을 갖고 있어서 암을 포함한 여러 만성질환의 예방 효능이 있는 것으로 알려지고 있다. 〈표 5-5〉에는 각 식품 중의 파이토케미컬의 종류와 기능이 나타나 있는데 비빔밥의 재료로 활용될 수 있는 종류들이 많다.

참기름과 들기름

비빔밥의 맛에서 빼놓을 수 없는 것이 참기름과 들기름이다. 들기름은 주로 나물을 볶는 데 이용했으며, 참기름은 전체적인 향과 고소함을 더해 주기 위해 사용되었다. 한국 음식에는 예로부터 참기름에 비해 들기름을 더 많이 이용해 왔다. 들깨는 경제적이면서도 필수지방산의 조성은 참기름에 비해 더 우수하다. 들깨는 가루로 이용하거나 기름으로 이용했는데 가루는 나물에 무칠 때와 국과 찌개 끓일 때 넣어서 맛을 좋게 했다. 들깨에는 특히 오메가-3 지방산이 많이 있다고 보고되고 있다.

고추장

고추장은 곡류, 메주가루, 소금, 고춧가루, 물을 원료로 하는 우리나라 전통의 발효식품으로 고추장의 맛은 전분이 당화한 단맛, 단백질이 분해해 생긴 구수한 맛, 소금의 짠맛, 그리고 고추의 매운 맛이 조화된 독특한 맛이다. 고추에는 비타민A, 비타민C와 같은 비타민류가 풍부하게 들어 있고, 고추의 매운 맛을 나타내는 캡사이신(capsaisin)은 지방대사를 촉진해 다이어트에 도움이 되는 것으로 보고되었다.

(3) 전통 식생활 패턴의 건강과학성

우리나라 전통 식생활 양식은 전분인 밥을 주식으로 하고 동물성과 식물성 급원의 다양한 반찬이 조화를 이루어 영양의 균형이 우수한 저열량의 식사이다. 서구의 식사는 고기와 버터 등 포화지방산의 섭취가 많은 반면 한국 전통식은 육류의 비중이 낮고 채소류의 섭취가 많아서 비만은 물론 고지혈증과 암의 발생을 예방하는 효과가 있다. 2001년 국제식량정책연구소(IFPRI)의 조사연구 결과 우리나라는 전통적인 식품의 소비 권장정책으로 지방 섭취량과 비만이 억제된 것으로 평가되었고, 에너지 섭취 비율도 비교적 적정 수준을 유지해 오고 있다. 한국의 전통 식생활 패턴과 지중해식 식생활 패턴을 비교해 보면 〈표 5-6〉과 같다.

표 5-6 한국 전통 식생활 패턴과 지중해식 식생활 패턴의 비교

	한국 전통 식생활	지중해식 식생활
곡류	밥 위주의 곡류 다량 섭취	빵과 감자 등 곡물류 다량 섭취
콩류	콩류 간장, 된장 등의 발효식품과 콩, 두부 이용 식품 발달	다양한 콩류 이용
채소류	다양한 김치, 장아찌 등 채소 절임식품과 발효식품 풍부 계절에 따른 다양한 나물과 생채(쌈) 등 발달	계절에 따른 신선한 샐러드, 토마토와 과일류 풍부
해산물류	미역, 김 등 다양한 해조류 섭취	등푸른 생선, 조개 등 해산물 풍부
우유 및 유제품	발달하지 않음.	치즈, 요구르트 등 발효유제품 소량 섭취
육류	고기와 육류의 종류는 다양하나 섭취량은 적음.	고기와 육류는 소량 섭취
유지류	참기름, 들기름 형태를 양념으로 소량 이용 동물성 지방의 섭취는 적음 P/S비가 1/1~1.5로 높음	올리브유의 다량 섭취 단일불포화지방산 함량이 높음
주류	각 지역의 전통주, 가양주(家釀酒) 발달	포도주 풍부
조리법	끓이거나 삶는 조리법	튀김보다 굽거나 찌는 조리법

3. 한국인의 영양과 관련된 건강 문제

우리나라 사람들의 건강에 영향을 주는 영양 문제로는 우선 영양 불량과 영양 과잉이 동시에 존재하고 영양 불균형이 심화되고 있다는 점을 들 수 있다. 그 밖에 무분별한 다이어트와 불규칙한 식사 시간, 아침 결식, 가공·편의식품 섭취 증가로 인한 불건전한 식생활 습관의 증가

표 5-7 국민건강 증진 종합계획 2010의 영양 부문 목표

목표	2002	2005	2010
미량 영양소 적정 섭취		%	
칼슘을 적정 수준으로 섭취하는 인구 비율을 증가시킨다.	18.8 (1998)	19.3 (2001)	30.3
철을 적정 수준으로 섭취하는 인구 비율을 증가시킨다.	32.2 (1998)	34.3 (2001)	50.0
비타민 A를 적정 수준으로 섭취하는 인구 비율을 증가시킨다.	29.8 (1998)	32.6 (2001)	50.0
리보플라빈을 적정 수준으로 섭취하는 인구 비율을 증가시킨다.	29.4 (1998)	34.6 (2001)	50.0
만성질환 예방 및 관리		%	
지방 AMDR에 해당하는 인구 비율을 증가시킨다.	41.1 (1998)	44.0 (2001)	50.0
나트륨을 1일 2,000mg 이하로 섭취하는 인구 비율(만 6세 이상)을 증가시킨다.	13.9 (1998)	9.5 (2001)	15.0
과일과 채소를 1일 500g 이상 섭취하는 인구 비율(만 6세 이상)을 증가시킨다.	33.25 (1998, 400g/일)	36.4 (2001, 400g/일)	50.0
체중 관리		%	
적정 체중(18.5<=BMI<25) 성인 인구 비율을 증가시킨다.	64.7 (2001)	63.3 (2005)	67.0
저체중 성인 인구 비율을 감소시킨다.	4.64 (2001)	4.3 (2005)	3.0
생애주기별 영양 관리		%	
완전 모유 수유 영아(생후 6개월)의 인구 비율을 증가시킨다.	9.8 (2001)	22.2 (2005)	40.0
잘못된 식습관에 의한 아침결식률을 감소시킨다.*	21.1 (2001, 만 3세 이상)	19.0 (2005, 만 1세 이상)	15.0
영양소 섭취 부족인 노인(65세 이상) 인구 비율을 감소시킨다.	26.7 (2001)	–	15.0
철 결핍성 빈혈인 가임기 여성(10-49세) 인구 비율을 감소시킨다.	10.9 (2001)	15.5 (2005)	10.0

목표	2002	2005	2010
식품안전성 및 영양 서비스		%	
식품안전성이 확보된 가구의 비율을 증가시킨다.	–	88.6 (2005)	95.0
식생활 지원 프로그램(식품 공급, WIC, 급식)의 수혜 비율을 높인다.	–	3개(2005) 20개(2006)	246개 보건소
영양 관리(교육 및 상담 수혜)를 받는 인구 비율을 증가시킨다.	–	10.0 (2005)	20.0
식품 선택에 영양 표시를 활용하는 인구 비율을 증가시킨다.	–	21.2 (2005)	30.0

* 중고등학교 학생 중 최근 일 주일 동안 아침식사 섭취 2일 미만인 사람의 비율: 전체 27.1% (남자 26.5%, 여자 27.8%).

와 나트륨 과잉 섭취는 지속적으로 개선해야 하는 문제들이다. 〈표 5-7〉에는 2010년까지 달성해야 할 영양 부문 목표가 제시되어 있다.

제6장

운동과 건강과학

1. 운동과 건강미

건강 증진을 위해 가장 먼저 해야 할 과제는 운동을 통해서 체력을 증진시키는 일이다. 건강이 하나의 상태라고 한다면 체력은 건강을 이루는 알맹이라고 할 수 있다. 일찍이 그리스 시대에 플라톤과 아리스토텔레스도 운동의 중요성을 강조했다. 플라톤은 완벽하고 조화로운 발달을 위해서는 신체가 튼튼해야 한다고 강조하고 신체와 심령의 조화로운 일치는 경기나 운동을 할 수 있는 사람으로서 운동의 중요성을 주장했다.

아리스토텔레스도 건강과 체력은 운동이나 경기에 의해서 이루어질 수 있다고 언급함으로써 신체적 운동을 중요시했다. 플라톤과 아리스토텔레스는 그들의 사상과 철학, 이념 등을 항상 걸으면서, 움직이면서 정립해 갔다. 그래서 그들을 소요학파라고 부르지 않는가. 이 밖에도 그리스의 수많은 철학자들은 신체의 건강미를 최대로 강조하면서 신체가 약한 것을 치욕적으로 여겼다. 고대 로마에서도 지금까지도 유행하는 "건전한 정신은 건강한 신체에 깃든다"라는 말을 남겼으며, 건강한 신체는 항상 부지런한 신체의 움직임, 운동을 통해서 이루어진다고 했다.

피타고라스 학파도 만물의 근원을 숫자로 보고 만물을 수로 환원하여 설명하려고 했다. 그리고 건강미란 신체의 여러 요소들 사이에 올바른 수적 비율을 확보하는 것에 달려 있다고 보았다. 질병은 이러한 수적 비례가 파괴된 부조화이고 건강은 조화라고 생각했다. 그러므로 인체의 건강미 역시 인체의 수학적 비례에 따르는 것이며, 인체의 건강미의 규범은 반드시 이 비례의 규범이어야 한다고 했다.

인체가 이러한 비례 조화를 갖출 때 시각상의 미적 쾌감을 주며, 이는 신체 활동, 즉 운동이라는 사회 문화 현상과 밀접한 관계를 성립해 가면서 발전시켜 나갔다. 이와같이 신체적 건강미와 심령적 건강미에 영향을 주는 가장 중요한 요소는 체육이며, 이러한 신체적 · 심령적 건강미의 배양과 가장 직접적인 연계를 가진 것도 역시 체육이라고 보았다. 체육은 인체를 강하게 단련시키고, 행동의 민첩성과 저항력을 길러 줄 뿐 아니라 신체의 비례적 조화, 우아함을 추구한다. 체육 단련은 신체적 건강미와 심령적 건강미가 이상적 표현에 접근하는 데 필요한 기본적인 수단이 된다고 볼 수 있다. 현대 사회에서는 날씬하고 균형잡힌 신체미와 조화로운 정신미를 선호하며, 남성은 탄탄한 근육, 여성은 날씬한 몸매를 위해 체중 조절을 원한다. 이와같이 정신이나 신체에 대한 심미 평가는 사람들로 하여금 체육 활동에 참가하는 열정을 불러일으키게 하는 계기가 되었다. 왜냐하면 아름다운 신체와 정신은 운동에 의해 만들어질 수 있기 때문이다.

따라서 체육이나 운동의 중요성과 효과는 가장 완전하고 이상적이며 전면적인 인간의 조화로운 발달에 건강미학적 표준이 된다고 할 수 있다. 또한 창조적인 생각이나 기발한 아이디어는 몸을 움직이면서 명상할 때 불쑥 튀어나온다고 했다. 철학자 칸트도 매일 빼놓지 않고 산책을 했다고 한다. 어쩌면 위대한 철학사상은 산책을 통한 명상의 결과물일지도 모른다.

근대사를 살펴보아도 구소련에서는 1919년부터 국민의 건강의 위해 우랄과 코카서스 산지 및 흑해 연안에 체육시설을 만들고 연간 500만 명을 수용해 운동에 참여하도록 했다. 그 후 이것을 모방한 구동독도 국민 건강 유지를 위한 7개년 계획을 시작했으며, 서독, 스위스, 오스트리아 등 유럽 전역에서 국민 건강을 위한 기능개선센터를 설치하고, 오전에 계통적인 체조와 호흡운동, 달리기, 수영, 목욕 및 구기, 오후에는 주로 게임이나 하이킹, 등산으로 구성된 프로그램을 실시했다. 또한 저녁 시간에는 건강에 대한 토론, 강의, 취미 생활, 오락 등을 할 수 있도록 했다. 독일에서는 국민 건강을 위한 Golden Plan이라는 국민체육 진흥정책을 수립해 Sports for All 운동의 가치와 필요성을 강조하고 있다. 미국의 Physical Fitness 운동, 영국 · 프랑스 · 싱가포르 등의 Sports for All 운동, 오스트레일리아의 Life be in It 운동, 브라질의 Network Idea 운동, 캐나다의 Participation 운동 등 세계 여러 나라가 국민들의 신체적 · 정신적 · 사회적 · 도덕적 · 문화적 발전에 기여하기 위한 국민건강운동의 일환으로 지금까지 진행해 오고 있다. 우리나라도 1988년 올림픽 이후 사회체육을 통해 자신의 건강을 증진시키고 있다(정찬모, 2000).

이 밖에도 고구려를 세운 주몽(朱蒙), 고려 태조 왕건(王建), 조선 태조 이성계(李成桂) 등이 모두 무예가 출중한 사람들이었고, 아이젠하워(Dwight D. Eisenhauer), 케네디(John F. Kennedy), 포드(Gerald R.

Ford), 존 메이저(John Major) 같은 정치가들도 운동선수 출신이었으며, 그렇지 않은 경우에도 카터(Jimmy E. Carter)와 같이 조깅이나 수영 등 일정 시간 규칙적으로 매일 운동하는 것으로 보아 운동을 통한 체력의 건강 증진이 사회적 지위의 향상이나 지도력 보존 등 큰일을 할 수 있도록 해 준다는 사실을 알 수 있다.

2. 운동의 목적

운동이 개인의 정신 건강과 밀접한 관계를 가지고 있다는 사실은 널리 알려져 있다. 운동을 하면 신체의 건강과 체력 증진을 가져올 뿐만 아니라 마음의 건강도 가져오게 된다. 이는 운동을 한 후 상쾌한 기분을 맛보게 되는 데서도 증명된다.

운동은 운동 자체가 목적이 되어 행해질 수도 있고 다른 다양한 목적을 성취하기 위한 수단으로 이용되기도 하는데, 운동을 행하는 목적은 다음과 같다.

첫째, 사회적인 것이다. 즉 사람은 사회적 동물이므로 사회를 떠나서는 살 수 없으며 사회에 소속되고 적응하며 생활한다. 이렇듯 사회에서의 즐거움을 추구하고 대인 관계를 넓히고자 하는 목적을 가지고 운동을 한다.

둘째, 성취감을 갖기 위한 것이다. 이는 각자 가지고 있는 욕구를 만족시키고자 운동을 하는 것이다. 성취감이라는 것은 자기 자신이 어떠한 목표에 도달했을 경우에 맛보게 되는 일종의 흥분감이다.

셋째, 미적 체험을 목적으로 한다. 아름다움을 추구한다는 것은 자연적인 욕구이고, 이러한 자연적인 욕구를 운동을 통해서 이루어 나가는 것이다.

넷째, 이완을 목적으로 한다. 운동을 통해서 스트레스와 긴장의 이완을 가져오게 된다.

다섯째, 도전을 목적으로 한다. 여러 가지 도전에 의해 만족을 얻는 것을 말한다. 어떠한 기록에 대한 도전의 경우도 있을 수 있고, 또한 상대방과의 경쟁이 될 수도 있으며, 마라톤에서와 같이 완주에서 느끼는 만족일 수도 있다. 이러한 것은 개인의 만족의 범위가 될 수 있으며 개인의 정도 차에 따라 달라질 수가 있다.

이러한 운동을 목적으로 할 때 나타나는 결과는 정서적 · 사회적으로 이익을 가져오게 한다. 운동을 실시하면 일상 생활에서 오는 과다한 긴장이나 스트레스로부터 정신적인 해방감을 얻을 수 있다. 규칙적으로 운동을 행하는 사람의 경우에는 신체의 건강, 정신적 건강이 좋아지게 된다. 건강하면 모든 일을 행하는 데 적극적이고 긍정적으로 행동하게 됨으로써 더욱더 성취감을 맛볼 수 있게 된다.

3. 운동의 효과

(1) 순환계 기능의 향상

순환계의 작용은 어떤 물질을 신체의 한 부분으로 신속히 운반하는 데 있다. 운동이 순환계에 미치는 효과를 살펴보면 다음과 같다.

첫째, 혈압을 저하시킨다. 연구 결과에 의하면 운동을 하면 혈압은 지속적으로 저하된다. 여기에 대해 정확한 이유는 밝혀지지 않았지만 부교감신경계의 긴장 상태가 높아지고 말초 저항을 감소시킨다는 견해와 활동성 모세혈관이 새로 생겨 혈관이 넓어진다는 견해가 압도적이다.

둘째, 모세혈관의 확대를 초래한다. 모세혈관에는 비활동성 모세혈관과 활동성 모세혈관이 있는데, 실제로 혈액이 흐르고 있는 것은 활동성 모세혈관이다. 계속 운동을 하지 않는다면, 활동성 모세혈관이 비활동성 모세혈관으로 변하고, 운동을 정기적으로 계속하면 새로운 모세혈관이 활동성 모세혈관으로 변해 조직의 구석구석에까지 혈액을 운반하게 된다. 또한 혈관의 면적이 넓어지고 혈류의 저항이 적어져 원활한 혈액 순환이 이루어지게 된다.

셋째, 혈관이 굵어지고 탄력성이 강화된다. 운동을 시작하면 에너지의 소비량이 증가하므로 조직 내 산소의 필요량이 많아지고 혈액의 필요량이 증가하게 되어 결국 심장의 활동은 고조된다. 또한 운동의 강도에 따라서 심장으로부터 분출되는 혈액의 박출량도 증가한다. 심박출량의 증가는 혈관을 지나가는 혈류량을 증가시키고, 폐포에서 산소의 확산을 빠르게 하여 산소의 운반을 용이하게 한다. 안정시의 심박 수가 정상치보다 느릴 경우에는 서맥이라고 하고 정상치보다 빠를 경우에는 빈맥이라고 하는데, 운동선수의 경우에는 서맥의 현상을 나타내는 경우가 많다. 이는 운동을 실시해 혈관의 수축과 이완이 규칙적으로 이루어짐으로써 탄력성이 강화되고 혈류량이 증가함으로써 혈관이 굵어졌기 때문이다.

넷째, 혈액 중 지방 농도의 저하 현상을 가져온다. 우리가 먹는 음식 중에 동물성 지방의 경우에는 콜레스테롤을 많이 함유하고 있다. 이것은 젊은 나이의 경우에는 혈액의 수축 이완이 비교적 원활히 이루어지기 때문에 문제가 되는 경우가 드물지만 나이가 들고 신체 활동이 축소되면 혈관의 탄력성이 약화되어 심각한 결과를 초래하는 경우가 있다. 과다하게 섭취된 지방질은 장기간에 걸쳐 혈액 중에 떠다니다가 혈관의 내벽에 침착하게 되고 이로 인해 동맥경화가 초래된다. 그러나 운동을 계속적으로 실시할 경우에는 혈관 속에 콜레스테롤이 침착하는 것을 방지하고 혈관을 굵게 하여 혈액의 저항을 적게 한다.

다섯째, 심장이 혈관으로부터 운반되는 산소를 효율적으로 공급하게 한다. 운동은 심박출량을 증가시켜서 한 번의 박출만으로도 많은 양의 혈액을 분출할 수 있도록 해 준다. 숙달된 심장은 여러 번의 심박출시에 이루어질 수 있는 결과를 단 한 번의 박출만으로도 충분히 견뎌낼 수 있게 된다는 것이다. 운동선수가 안정시에 비운동자보다 서맥을 유지할 수 있는 것도 이와 같은 산소의 효율적인 공급의 결과이다.

(2) 폐 기능에 대한 효과

운동을 하면 폐는 좀 과장되게 표현해서 산소로 샤워할 수 있는 기회를 갖게 된다. 따라서 폐 속에 취입할 수 있는 산소의 양이 많다면 그만큼 많은 산소를 신체의 각 세포에 공급할 수 있게 되는 것이다. 운동을 하지 않으면 폐의 잔기량이라고 하여 폐에서 사용 후에 남아 있는 공기의 양이 점점 많아진다. 들이마신 공기가 전부 사용되는 것이 아니라 약간 남아 있게 되는 것이다. 마치 풍선에 공기를 가득 넣은 뒤 불어넣는 입을 떼면 피융 하고 날아가면서 공기가 빠져서 땅에 떨어지나 불어넣은 공기가 전부 나오지 않고 얼마쯤은 부풀음이 남아 있는 것과 같은 것이다. 지하철 역의 계단을 조금 올라간 것만으로 숨이 차는 것은 폐의 사용하지 않은 부분이 많아졌기 때문이라고 할 수 있다. 지구성 운동을 하면 환기량과 폐활량이 증가하고 폐용적과 폐용량이 증가한다. 폐활량의 증가는 폐용적의 증가와 흡기 용량의 증가를 가져오고 또한 개방 폐포들의 증가를 가져와 폐확산 용적이 증가한다. 이 결과 모세혈관과 폐포 간의 상호 확산 능력이 증가되어 더 많은 산소가 혈액과 결합할 수 있게 된다.

(3) 근육의 증대

비만은 생활습관병의 커다란 원인 중 하나이다. 즉 비만은 거의 대부분 질병의 원인이 된다. 맛있는 음식은 예외없이 지방을 포함하고 있다. 비만과 과식으로 인한 질병은 결국 지방질 축적(지방독) 때문이라 할 수 있다.

지방독을 피하는 방법으로 지방질 섭취를 하지 않는 것이 지방독을 예방할 수 있는 가장 바람직한 방법이다. 그러나 이것은 그리 쉬운 실천 방법은 아니다. 지방독의 해를 막는 가장 좋은 방법은 운동을 통해서 적당한 근육을 유지해 나가는 것이라고 할 수 있다. 근육과 산소만 있으면 지방은 완전 연소되어 탄산가스와 물로 변하기 때문이다. 즉 일정한 근육 상태를 유지한다면 지방독에 의한 건강 피해는 줄일 수 있다. 중년이 되어 뚱뚱해지고 쉽게 생활습관병에 걸리는 원인도 근육량이 감소되기 때문이다.

근육은 신체의 형태를 취해 주고 신체를 움직여 주는 역할 외에 혈액순환을 원활하게 하는 기능이 있다. 혈액은 심장의 펌프질 역할에 의해 전신으로 흘러가서 각 세포에 영양소와 에너지를 공급하다. 세포의 노폐물을 담은 정맥혈이 되어 다시 심장으로 돌아온다. 이 정맥혈이 심장으로 돌아오는 바로 그 때 전신 근육의 힘이 필요한 것이다. 그러므로 우리는 근육을 제2의 심장이라고 부르기도 한다. 즉 인체 내부의 혈액 순환은 심장과 전신 근육 때문에 가능하다고 할 수 있다. 그러므로 근육이 줄어들면 혈액 순환이 원만하게 이루어질 수 없다. 이것이 생활습관병의 원인이 되는 것이다. 근육의 유지 상태는 자신의 복부를 보면 쉽게 확인할 수 있다. 배가 많이 튀어나왔다는 것은 근육이 줄어들고 지방질은 그 이상 누적되었다는 것을 의미한다. 따라서 배가 많이 나온 사람은 그만큼 혈액 순환이 나쁘다 할 수 있다. 배를 복강(腹腔)이라고 하는데 이것은 빈 공간에 내장을 담고 있다는 뜻이다. 이처럼 배에는 빈 공간이 많아 지방이 쌓일 가능성이 가장 크다. 물론 지방은 피하(皮下)에도 쌓이지만 복강에 특히 많이 쌓인다. 그래서 배를 보면 지방이 쌓인 정도를 한눈에 파악할 수 있다. 또한 배가 튀어나왔다는 것은 이미 뇌세포가 상당히 죽었다는 것을 의미한다. 배의 상태 하나만으로도 노화의 진행 속도나 생활습관병에 걸릴 위험 정도를 어느 정도 판단할 수 있는 것이다.

그렇다면 배가 나온 사람은 어떻게 해야 하는가. 물론 배가 나왔다는 건 근육이 빠졌다는 것을 의미하므로 근육을 다시 붙이면 된다. 그러나 여기에 한 가지 문제가 있다. 근육을 붙이기 위해 운동을 하면 에너지가 발생하고, 그러면 독성 활성산소가 동시에 발생되므로 이것을 완전히 중화시키지 않으면 안 된다. 25세를 넘지 않은 젊은 시절에는 인체 내부에서 SOD를 충분히 생성하여 활성 산소의 독을 중화시키기 때문에 걱정할 필요가 없다. 그러나 뇌의 발육이 멈출 무렵이 되면 어떤 이유 때문인지 SOD의 발생도 멈추어 버린다. 그러므로 근육을 단련시키고자 하는 사람은 뇌가 한창 성장하는 젊은 시절에 운동을 하는 것이 좋다.

젊을 때는 격렬한 운동을 해도 SOD를 생성해 활성 산소를 곧바로 중화시킬 수 있기 때문이다. 따라서 가장 이상적인 근육 단련법은 이 시기에 근육을 충분히 발달시키고, 그 이후는 그것을 유지하도록 노력하는 방법이라 할 수 있다. 지속적으로 운동을 하면 신체에 있는 600여 개의 근섬유가 증대된다. 운동에 의한 근육의 발달은 인체에 근단백질 증가, 근육 내의 모세혈관 밀도 증가, 건, 인대의 조직량 증가, ATP, CP, 글리코겐, 미토콘드리아, 효소 증가 등의 좋은 효과가 있다. 또한 운동에 의한 근섬유의 변화는 첫째로는 운동 종목에 따라 속근(fast twitch), 지근(slow twich) 섬유의 선택적 증대가 나타나며, 둘째로 유산소운동에 따른 골격근의 유산소운동 능력은 두 가지 섬유 모두에서 공통적으로 증가한다. 그러나 지근 섬유가 속근 섬유보다 더 큰 유산소성 능력을 갖는다(하루야마 시게오, 1995).

(4) 운동과 자율신경 실조증 예방

가만히 있을 때는 신체 전체에 혈액 흐름이 활발하지 못하고 특히 발끝, 손끝까지의 흐름이 충분치 못한 경우가 많다. 그러나 운동을 하면 심장이나 혈관 활동이 활발해지게 된다. 운동을 하면 4~6배 가량의 혈액을 송출하게 된다. 운동을 하지 않을 때는 심장과 근육의 혈관에 흐르는 양을 줄이고 운동을 하게 되면 심장과 폐, 그리고 일하고 있는 근육쪽으로 평소보다 30배나 더 많은 양을 모일 수 있도록 한다. 이러한 모든 작동은 자율신경에 의한 것이다. 자율신경은 자동차의 엑셀러레이터와 브레이크 같다. 이 엑셀러레이터와 브레이크를 사용하는 데에 따라 심장, 위, 장, 혈관, 눈물, 땀 등을 자동적으로 조절하는 것이다. 예를 들어서 식사 직후에는 몸도 머리도 일을 잘 할 수 없게 된다. 이것도 자율신경의 작용이다. 즉 부교감신경이 작용을 해서 먹은 것 중에서 영양분을 잘 흡수할 수 있도록 몸의 혈액이 내장에 모이게 하기 위해서이다.

만약에 자율신경이 작용하지 않게 된다면 어떻게 될까? 운동을 심하게 해도 심박 수가 늘어나지 않게 되고, 근육으로 많은 혈액을 보내는 일도 할 수 없고 몸을 충분하게 움직이는 일을 할 수 없게 된다. 반대로, 부교감신경은 심박 수를 증가시키는 교감신경을 중화시킬 수 없게 되어 심장의 쇼크사를 초래하게 된다. 운동을 하지 않으면 자율신경 작용의 효율성이 떨어져 내장 기능이 허약해지고 이로 인해 질병을 달고 다니게 된다. 조금만 뛰어도 심장이 터질 것같이 뛰고 호흡도 가빠지고, 소변 조절이 어렵고, 소화가 잘 안 되고, 밤낮이 바뀌기도 한다. 이것은 자율신경 실조증으로서 스트레스가 원인이 되어 일어나는 심신의 이상이다. 스트레스로는 배우자의 질병, 가까운 사람의 사망, 장기 치료, 역할 상실, 살고 싶지 않은 마음, 직장 생활 등을 들 수 있다. 병원에서 검사를 해도 특별한 질병을 보이지 않는 현대인들에게는 이 증상을 확실하게 설명할 수 없을 때도 있다.

자율신경을 지배하는 것은 뇌의 시상하부이다. 대뇌변연계에 있는 시상하부는 자율신경의 중추로서 대뇌변연계에서 생기는 욕구와 정동(靜動)에 따라서 직접 교감신경과 부교감신경을 조절한다. 예를 들어 뜨거운 물에 들어가면 대뇌변연계가 뜨겁다는 것을 정동으로서 반응하게 된다. 그러면 시상하부는 자율신경의 교감신경을 흥분시켜서 심장을 뛰게 하고 얼굴색을 붉게 만드는 작용을 한다. 그러고 나서 얼마 지나면 자동적으로 부교감신경으로 바뀌어 심장이 뛰는 것을 억제시켜 주고 얼굴색도 제자리에 오도록 한다. 수면, 호흡, 체온 등 시상하부가 자율신경을 통해 조절하고 있다. 현대인들에게는 이런 자율신경 실조증이 생기므로 자율신경 기능 강화운동이 필요하다. 그러므로 자율신경을 활성화시키는 운동이 중요하다. 정동중추 활성화는 감각 자극운동에 의한다. 즉 피부의 자극운동을 비롯한 여러 가지 감각 자극 활동을 예를 들 수 있다. 온감운동, 경중감운동, 각종 자세운동, 근이완운동, 근력조정운동, 마사지운동, 일광욕, 외기욕, 얼굴 비비기, 수족 비비기, 자세 변형운동을 통해 정동중추를 자극시키고 활성화하면 시상하부를 통해 자율신경 실조증을 예방하고 감소시키는 데 효과가 있을 것이다.

(5) 운동과 호르몬 작용

인간이 어떠한 쾌감을 느끼게 되면 뇌파에는 알파(α)파가 나타난다. 이 α파는 β-엔도르핀을 수반하게 된다. 이러한 β-엔도르핀의 분비 촉진은 바로 운동에 의해 일어난다. 즉 근육에는 근긴장섬유가 있는데 이것을 뇌의 시상하부와 이어져 있다는 것이다. 그래서 이 근긴장섬유가 운동에 의해 자극을 받게 되면 뇌내 모르핀이 분비되어 기분이 좋아지고 쾌감을 느끼게 되는 것이다. 운동을 하고 나면 기분이 좋아지는 것은 바로 근육을 사용하기 때문이다.

체조와 같이 근육을 펴주면서 근육의 긴장을 높여가는 운동은 시상하부를 자극하고 뇌내 모르핀의 하나인 β-엔도르핀을 분비하게 되어 기분이 좋아지고, 쾌감을 느낄 수 있으며, 기억력을 향상시키고, 인간 관계를 원만하게 유지하며, 의욕, 인내력, 창조력 발휘에도 관계하고 있다. 이는 운동이 신체적인 측면과 더불어 정신적 · 정서적 · 심리적 · 지적 발달에 효과를 나타낸다고 말할 수 있다.

4. 운동 처방의 구성

운동을 통해 건강을 유지, 증진시키고 운동 능력과 기술을 향상시키기 위해서는 운동의 방법과 원리를 올바르게 인식해야 한다. 운동의 방법과 원리를 무시한 채 비과학적이고 무계획적으로 운동을 하게 되면 오히려 부정적인 결과를 초래하게 되는 경우가 많으므로 운동 처방을 할 때에는 일반적인 운동의 실시 방법과 원리를 충분히 이해하고 실시하는 것이 바람직하다.

운동의 효과를 극대화하기 위해서는 각 개인에 알맞은 운동 처방에 의해서 운동을 형태, 운동의 강도, 운동 시간, 운동 빈도, 그리고 운동하는 사람의 연령과 최대 운동 능력의 정도에 따라 프로그램이 적용되어야 한다.

(1) 운동 형태(운동 종류)

운동에는 유산소운동과 무산소운동이 있다. 운동 형태를 결정할 때는 여러 가지 요인을 고려해야 하지만 가장 중요한 것은 자신이 발달시키고자 하는 체력 요소에 적합한 운동을 선택하는 것이다.

즉 심폐지구력을 증가시키고자 할 때는 걷기, 달리기, 수영, 자전거타기, 줄넘기 등과 같이 일정한 강도로 장시간 지속할 수 있는 유산소 지구력 운동이 적합하며, 근력과 근지구력을 증가시키고자 할 때는 웨이트 트레이닝이 적합하다.

운동을 처음 시작하는 사람은 가급적 운동 강도가 낮고 완만한 운동 형태가 좋으며, 지속적으로 흥미를 갖고 실시할 수 있는 운동 형태를 택

해야 한다.

(2) 운동의 강도(운동량)

운동 처방에서 운동의 강도를 정하는 일은 매우 중요하다. 운동의 강도는 수행 능력의 비율(%)로서 나타내며, 각 개인의 운동 수행 능력을 잘 고려해야 한다.

운동의 강도는 최대 운동 수행 능력인 최대 심박 수의 90%를 초과하지 않고 60%에 미달하지 않는 범위 내에서 처방되어야 바람직한 효과를 기대할 수 있다고 하나 정상인의 평균 운동 강도는 70~85%가 적당하다. 그러나 운동 수행 능력이 낮은 사람의 경우에는 최대 운동 수행 능력의 40~60%에서 운동을 시작하는 것도 좋다.

운동 강도를 결정하는 방법으로는 산소 섭취량과 심박 수가 있으나, 보편적으로 널리 쓰이는 방법은 심박 수의 측정이다.

심박 수의 측정은 신체에 의해서 섭취된 산소의 양을 측정하여 운동의 강도를 알 수 있는 산소 섭취량의 방법에 비해 누구나 간편하고 쉽게 접근해 운동 강도를 구할 수 있는 방법으로, 이는 요골동맥, 측두동맥, 경동맥, 가슴 등에 손을 대어 측정한다. 10초 이내로 맥박을 빨리 재어 1분간 수치로 환산한다. 이렇게 하면 긴 시간 운동을 중단하지 않아도 간편하게 그 시점의 맥박 수를 측정할 수 있다. 일반적으로 환경 조건, 심리적 자극, 질병이 없는 한 심박 수가 많이 이용된다. 최대 심박 수의 계산은 220에서 자신의 연령을 빼면 된다.

(3) 운동 시간

운동 시간이란 적절한 운동의 강도로 한번에 몇 분간 운동을 계속할 것인가를 의미하는 것으로, 운동량과 직결되는 문제이다. 운동 시간은 운동 강도에 따라서 균형 있게 조절되어야 한다. 즉 운동 강도가 약하면 운동 시간을 길게 하도록 한다. 미국 스포츠의학회에서는 운동 시간은 25~60분이 적당하다고 권장하고 있다. 또한 식사 후 바로 운동을 시작하는 것은 좋지 않으며, 1~2시간 정도 쉬고 하는 것이 이상적이다.

(4) 운동 빈도

운동 빈도란 적절한 운동의 강도와 시간을 일 주일에 몇 번 반복하면 좋을 것인가를 의미하는 반복 횟수의 문제이다. 주에 몇 회 운동을 해야 하는가는 운동의 강도와 시간에 따라 다르다. 보통 체력의 유지 · 향상을 목표로 하는 사람들이 높은 강도의 운동을 매일 행하는 경우도 있으나 이는 피로의 축적을 가져오므로 결국 운동을 계속할 수 없는 원인이 된다. 운동 빈도는 주당 3~5회가 운동의 효과를 극대화할 수 있다. 주 1회의 운동은 효과가 별로 없으며 피로를 유발함과 동시에 근육의 이상이나 사고 발생의 확률이 비교적 높다. 일 주일을 격일제로 하는 방법과 계속 운동을 하는 연속식이 있으나 연속식은 전날 운동한 피로가 완전히 회복되지 않은 상태에서 운동을 하는 경우도 있으므로 격일제가 바람직하다고 전문가들은 조언한다. 운동 빈도는 운동 강도에 따라 조절해 규칙적으로 실시하는 것이 좋은데, 한국의 국민생활체육협의회에서는 7330운동으로 일 주일에 3번 이상 30분 이상 하도록 권장하고 있다.

(5) 운동 지도

운동의 적정성

일반적으로 신체 운동을 생각할 때에는 안전하고도 효과가 기대되는 운동을 하는 것이 필요하다. 운동을 할 때는 안전 한계와 유효 한계 사이에서 운동을 수행하도록 한다. 물론 이 한계는 운동의 목적, 운동을 하는 사람의 건강 상태, 체력 수준, 운동 경험, 운동 환경 등의 조건에 따라 다르다. 운동지도자의 능력과 경험, 시설과 구급 기능의 여부 등에 따라서도 달라진다. 각 개인 연령 및 신체 건강에 따라 신체 운동에 대한 반응이 다르므로 운동 지도에는 좀더 세심한 주의가 필요하다.

운동 적성의 판단

각각의 생애별로 신체 운동을 지도할 때는 [그림 6-1]와 같은 접근법에 따라 수행하는 것이 효과적이다. 가장 중요한 것은 우선적으로 그 사람이 운동을 어느 정도 수행하는 것이 좋은가를 판단하는 것이다. 이것을 운동 적성의 결정이라고 부르며 이것은 전문가의 진단에 의한 것이

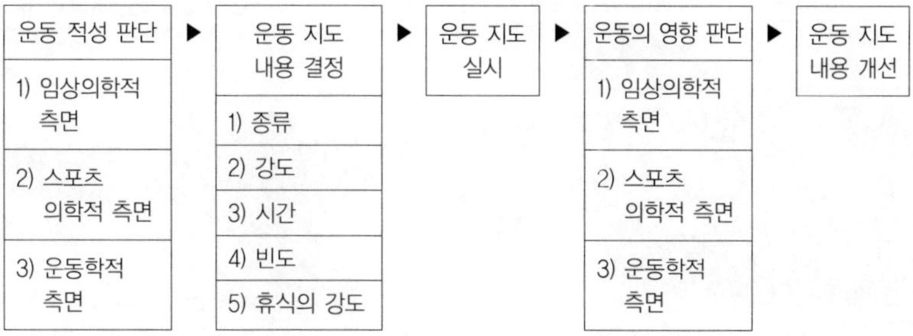

그림 6-1 운동 지도의 접근법

보통이다. 이러한 판단은 단순히 임상의학적인 면에서만 이루어져서는 안 되고 스포츠 의학적인 판단이 무엇보다도 중요하다. 운동 적성의 유무를 판단하는 데는 일반적으로는 운동에 의해 건강을 유지 · 증진시키며, 한편으로는 최소한도로 건강이 더 나빠지지 않는가에 따른 것이 최저한의 판단 기준이 된다. 올바른 운동 적성의 판단에는 그 사람이 갖고 있는 건강 문제, 질병 정도 등을 상세하게 이해하는 것이 중요하다.

통합적 접근을 통한 생애주기별 건강관리

제3부

제7장

임신·수유기 및 영·유아기의 건강관리

1. 임신 · 수유기 및 영 · 유아기의 발달 특성

(1) 발육 · 발달의 원리

발육 · 발달의 개념

발육이란 형태의 양(量)적인 변화를 의미하고, 발달(development)이란 기능이 성숙해 가는 질(質)적 변화 과정을 뜻하는 개념으로 주로 쓰인다. 또한 발육을 심신(心身)의 구조와 기능의 양적 · 질적 변화 과정으로 보기도 한다.

발육 · 발달과 비슷한 말로는 성숙(maturity)이란 용어가 있다. 성숙이란 발육 · 발달이 궁극적으로 도달하고자 하는 상태, 즉 유전적으로 예정되어 있는 발육 · 발달의 최종 상태 혹은 그것에 이르는 과정(Hurlock, 1950)으로 정의된다.

발육 · 발달 과정의 특징

발육 · 발달은 태아기를 시작으로 노년기에 이르기까지 신체 변화의 과정이며, 신체를 구성하는 모든 장기가 살아가는 데 적합하도록 구조화되어 가는 과정을 말한다. 발육 · 발달은 또한 인간이 살아가는 사회 · 문화에 대한 적응성을 높이는 과정, 문화에 대한 통합의 과정, 진보 · 향상의 과정, 재체제화의 과정이기도 하다.

이러한 발육 · 발달은 기본적인 원리에 의해 이루어지는데, 그 원리는 다음과 같다.

발육 · 발달의 원리

사람은 누구나 다양하게 발육 · 발달을 경험하게 되지만, 그 다양성 중에서도 공통으로 나타나는 발육 · 발달의 형태, 즉 일반적인 원리를 발견할 수가 있다. 이것을 '발육 · 발달의 원리' 혹은 '발육 · 발달의 법칙'이라 부른다.

① 발육 · 발달의 순서성과 연속성

신체의 발육 · 발달은 연속적으로 이루어지는 변화의 과정이며, 이 연속적 과정에는 성장 발달의 순서성이 존재한다. 유아의 운동 기능 발달을 예로 들면, 유아가 누워 있는 상태에서 시간이 지나면 목을 가누게 되고, 몸을 뒤집게 되고, 앉게 된다. 이어서 일어서고 걷게 된다. 모든 유아는 이 과정을 거치게 되며, 어느 한 과정을 생략하고 다음으로 진행하는 경우는 없다. 물론 발육 · 발달의 시기에는 유전적 소질과 환경의 영향에 따른 개인차가 존재하며, 한 시점에서 일어난 발육 · 발달 현상은 그 다음 시점의 발육 · 발달에 영향을 미친다.

② 발육 · 발달의 방향성

발육 · 발달은 정자와 난자가 결합해서 수정란이 되는 순간을 시작으로 태아기, 영 · 유아기, 아동기, 청소년기, 성인기, 노년기의 방향으로 연속적으로 이루어지며, 이 방향성은 누구에게나 동일하다.

③ 발육 · 발달의 시기와 속도의 차이

신체의 발육 · 발달 과정은 일정한 속도로 그 과정이 진행되는 것은 아니다. 태아기에서 유아기에는 속성의 발육 · 발달이 매우 급격하게 이루어지는 시기로 '제1발육급진기'라고도 한다. 유아기 후반부터 그 속도가 점차 감소해 아동기 전반인 10세 무렵까지는 완만한 속도로 발육이 진행되는데, 이 시기에는 유아기에서 볼 수 있는 급격한 발육 증가를 보이지는 않으나 연간 발육량이 일정하고 안정되게 나타난다.

아동기 후반, 즉 11세 이후부터 다시 속도의 증대를 보이는데, 사춘기에 해당하는 시기로 '제2발육급진기'라고도 한다. 이것이 2~4년 정도 지속되어 최고조(peak)에 도달하게 된다. 이후부터 성인기에 도달하기까지는 다시 속도가 감소하여 완만한 발육 상태를 나타내다가 발육이 완전히 정지된다.

④ 발육 · 발달의 개인차와 성차

발육 · 발달은 모든 사람에게 동일한 시기에 동일한 속도로 이루어지는 것이 아니라, 유전적 · 환경적 요인 등에 의해 개인차가 있으며 남녀 간에도 차이가 있다. 즉, 사람에 따라 신장과 체중에 차이가 있고, 신체적 능력에도 차이가 존재한다. 또한 사춘기의 경우 남자에 비해 여자가 2년 정도 발육이 빠르게 이루어지는 등 성차가 있다.

⑤ 발육 · 발달의 상관성

발육 · 발달에 관련이 있는 모든 속성은 상호 관련성을 갖고 있다. 예를 들어 신장의 발육은 장골(長骨) 발육의 경과이며, 장골은 제관절(諸關節) 부위의 골격근(骨格筋)의 비대에 의한 근기능 발달을 수반한다. 이 과정은 또 체중의 발육을 동반하게 된다. 또한 순발 근력의 발달은 단거리 달리기를 비롯한 운동 기능의 발달에 도움을 준다.

⑥ 개체와 환경의 상호작용

한 개인의 발육 · 발달은 유전적 요인이 가장 기본적이지만, 다른 여러 가지 외적 요인에 의해서도 영향을 받는다. 예를 들어 태내에서의 개체 발생 시기에 모체의 영양 섭취 불량, 혹은 감염 등으로 인한 모체의 장애, 과도한 물리적 충격 등이 주어진다면, 유전적 요인에 의한 기본적인 발육 · 발달의 방향을 변용시킬 수 있으며, 출생 후 1~2년간의 영양 불균형, 운동 부족 등의 악조건에 의해서도 정상적인 발육 · 발달이 저해될 수 있다. 이 밖에도 휴식, 수면, 심리적 요인, 학습의 기회, 애정 정도, 경제적 조건 등 다양한 외적 요인이 발육 · 발달에 영향을 미칠 수 있다.

⑦ 분화와 통합의 과정

발육 · 발달은 분화와 통합의 과정이다. 개체가 발육 · 발달해 가는 과정에서 그 기관의 형태나 기능이 미분화된 전체에서 분화를 이루어 특수하며 독립적으로 된 후 분화된 부분이 통합되어 새로운 개체로 구조화되어 가는 과정이다.

발육 · 발달에 관여하는 요인

인간의 신체적 발육 · 발달에 영향을 미치는 요인은 내적인 주체적 요인과 외적인 객체적 요인으로 크게 나눌 수 있다. 전자로는 유전, 선천적 소질, 내분비, 질병 및 신체적 결함 등을 들 수 있고, 후자로는 환경적 조건으로서 영양, 운동, 휴식과 수면, 심리적 상황, 사회 · 경제적 조건, 지역 환경적 조건 등을 들 수 있다. 이러한 조건은 상호 독립적인 것이 아니라 상호 관련성이 큰 것으로 보인다.

발육의 유형

① 일반형(general type)

골격, 근육, 내장기관 등 전체적인 신체 조직의 발달곡선은, 출생 이후 2세까지 매우 급격히 상승하며 아동기에는 일시적으로 완만해진다. 청소년기에 다시 급속히 상승하다가, 그 후에는 완만한 정지 상태에 들어간다. 이것은 신장, 체중 등의 신체 발달 과정과 거의 일치하는 형이다.

② 신경형(brain and head type)

뇌수, 척수, 감각기관 등의 신경조직 발달곡선은 영 · 유아기에 급상승해 6세 무렵에는 성인의 약 90% 수준에 도달하고, 12~14세 무렵에는 대부분 상승을 멈추게 된다. 따라서 신장에 대한 두장(頭長)의 비율은 영 · 유아기에 가장 크고, 뇌의 중량은 3~4세까지 급속히 증가해 6세 무렵에는 성인의 약 90%에 도달하며 청소년기에는 거의 100%에 가깝게 발달한다.

③ 생식형(reproductive type)

모든 생식기관의 발달 과정 형태로서, 신경형과는 반대로 사춘기 전까지는 매우 완만하게 진행되다가 사춘기 이후 급속한 발달을 보이기 시작해 20세 무렵에는 100%에 도달한다.

④ 림프형(lymphoid type)

편도선, 림프선, 아데노이드 등의 분비조직 발달곡선은 출생 후 급속히 상승해 11~12세 무렵에 정점에 도달한 다음, 차츰 하강해 20세 무렵에 100%에 달한다. 림프액의 기능은 병균을 퇴치해 신체 건강을 유지하는 것이다. 급속한 발육을 보이는 아동기에는 신체적 구조가 불안정하고 세균에 대한 저항력이 약한 때이므로 림프 기능이 현저히 발달해 신체적 건강을 보호하는 역할을 한다.

(2) 태아기 및 영·유아기의 발달 특성

1) 태아기

인간의 생명은 남성의 정자와 여성의 난자가 결합해 난자가 수정된 시점부터 시작된다. 보통 성인의 신체는 60조 개의 세포로 구성되어 있으며, 이러한 세포들은 모두 한 개의 수정란으로부터 발육된 것이다. 태아는 모체 내에서 생활하고 발육해 가는 데 필요한 영양은 모두 모체부터 흡수한다. 임신 2개월 무렵까지는 태아의 두정(頭頂)에서 둔부(臀部)까지의 길이인 체장은 하루에 1mm의 비율로 신장하며, 그 이후는 평균 1.5mm의 비율로 발육한다. 2개월 말까지, 태아의 신체 기관은 기능 분화의 기초가 만들어지고, 이후는 이러한 모든 기관이 필요에 따라서 적응 가능하도록 형태적 · 기능적으로 발육 · 발달해 간다. 태아기는 정자와 난자 2개의 세포가 인간 형태로 변화해, 생명을 유지하는 데 필요한 모든 기능을 발달시키고 출생 이후 발육 발달의 기반이 형성되는 시기이기도 하다. 그러나 출생 이후에 나타나는 발육 · 발달과는 다른 특성을 지닌다.

발육 단계

태아기의 발육은 다음 세 기간으로 나누어 고찰하는 것이 일반적이다.

① 수정란 단계(ovum stage)

수정 후 10~15일의 기간으로, 세포분열이 반복되어 최초의 정자와 난자가 결합한 세포(zygote)와 완전히 같은 세포가 점차로 증가해 간다. 약 6일째에는 분열을 반복해 세포군(細胞群)이 된 배(포배: 胞胚)가 자궁벽에 착상하기 시작해, 약 2주 동안 확고하게 자궁벽에 착상한다. 이때가 임신의 가장 중요한 시기라고 할 수 있다.

② 배아 단계(embryo stage)

임신 8주까지의 6주간이다. 6주 무렵에 배아는 2.5cm 정도 발육한다. 그리고 이 배아기(胎芽期)의 마지막에는 많은 신체 조직이 활동 가능하게 되어 인간으로서의 기능적 · 형태적 특성을 갖추기 시작한다. 3주 초까지 세포는 3층으로 분화되고 각각의 층이 향후의 생리적 기능을 담당하는 기관으로 발달해 갈 준비를 한다. 즉 다음과 같다.

- 외측의 층(ectoderm) : 감각기관, 피부, 신경조직을 구성하는 세포
- 중간층(mesoderm) : 배설기관, 근, 혈액을 구성하는 세포

• 내측의 층(endoderm) : 소화기관, 폐, 갑상선 등을 구성하는 세포

3주 무렵에는 배아의 심장이 고동을 개시하고, 신경조직의 발육이 모든 조직 가운데에서도 가장 급속하다. 4주 무렵에는 양 다리가 출현한다. 그러나 아직 다리로서의 형태를 갖추지는 않은 상태로, 다리의 싹이 구부러진 행태를 보이는 정도이다. 5주부터 6주 무렵에는 팔, 다리가 구분될 정도로 발육한다. 8주 마지막 무렵에 중요한 내장기관이 형성되고, 나아가 간장은 혈액세포를 만들게 되며, 신장은 노폐물을 혈액으로부터 제거할 수 있도록 기능하기 시작한다. 태아의 크기는 신체 전체 크기의 절반 정도이다.

③ 태아 단계(fetal stage)

이 단계는 임신 9주부터 출생까지의 약 30주간이다. 4개월부터 5개월 무렵 사이에 모체는 태아가 체내에서 움직이는 것을 감지하기 시작한다. 4개월째는 태아의 발육이 가장 급속한 시기이며, 길이는 2배로 늘어나 두정(頭頂, crown)에서 둔부(臀部)까지의 길이가 약 15cm 정도까지 발육한다. 사지는 접촉에 민감해지고, 심박동이 청진기를 통해 들리게 된다. 5개월 무렵에는 두반골(頭盤骨)도 상당히 발육해 급속히 발육하는 뇌의 용기로서 충분한 크기가 된다. 그리고 두발, 손톱, 한선도 출현한다. 6개월 무렵에는 눈꺼풀도 뜨게 되어, 태아는 눈을 뜨고 감는 기능도 할 수 있게 된다. 이 시기의 체중은 약 700g 정도이다. 7개월 무렵에는 눈이 명암을 식별할 수 있게 되며, 뇌는 이전보다 더 신체의 조직들을 제어할 수 있게 된다. 그리고 마지막 2개월 동안의 체중은 1주일에 평균 약 220g 증가할 정도로 급속하게 발육한다.

성의 결정

태아기는 인간의 결정적인 조건이 정해지는 시기이다. 인간 최초의 발육은 세포분열에 의한 세포 수의 증대가 최대의 특징이며, 이 세포분열 과정에서 일생을 통해 변화하지 않는 성(性)이 결정된다. 성은 한 쌍의 성염색체에 의해 결정된다. 한 개의 성염색체는 X염색체로 불리고 다른 한 개는 Y염색체로 불리는데, 후자는 남성의 정자(약 반수)에만 존재한다. 그리고 여성의 거의 모든 난자는 X염색체를 포함하고 있다. 정자의 23개 염색체와 난자의 23개 염색체가 한 쌍의 조합을 이루며, 수정할 때 난자가 X성염색체, 정자도 X성염색체를 지니고 있었다면 한 쌍의 성염색체는 (X, X)가 되어 수정란은 여성으로 발육하게 된다. 즉 한 쌍의 성염색체 조합 방식에 의해 태아의 성이 결정되는 것이다.

골 발육

뼈의 형성은 배아기에 시작되지만, 기존 결합조직의 변화에 의해 형성된다. 태아기에는 출생 후 스스로 자신의 생명을 유지하는 데 필요한 기능을 수행할 기관을 보호하는 용기로서의 골격 및 인간의 형태를 갖추기 위한 골격으로서 최소한 필요한 상태까지 발육한다. 두개골의 발육이 결합조직성 화골(結合組織性化骨)의 좋은 예이다. 두개골은 전두골, 두정골, 측두골, 후두골, 접형골로 구성되어 있으나, 출생시에는 각각의 위치에 봉합되지 않은 채 존재하며, 이러한 골간에는 천문(fontanelle)이라고 불리는 공간이 있다. 발육에 의해 뼈 상호간에 존재하는 공간 및 천문이 점차로 좁아지며, 18개월 무렵에는 모든 천문이 폐쇄된다. 그러나 두개골을 구성하는 뼈의 봉합에는 더욱 많은 시간이 필요해 16~17세 무렵이 되어야 비로소 완성된다. 그것은 뇌의 발육을 충분히 확보하기 위해서이다.

형태 발육

2개월 이후, 즉 3~4개월째의 발육은 다른 어떤 기간보다 크며, 태아기의 발육이 가속되는 시기로 추측된다. 이 시기에는 발육 변화가 가장 많이 나타나며, 이 발육 변화의 많은 부분이 발육의 가속과 관련되어 있다. 그리고 10개월 무렵의 체장(體長)은 3개월 무렵의 체장의 약 5.7배까지 자란다. 또한 10개월 무렵의 체중은 3개월 무렵 체중의 약 163배이다. 체장, 체중 모두 매우 급격하게 증가하지만, 두부(頭部)가 특히 크고 두장(頭長)은 전체 신장의 약 45% 정도이다.

신체 조직의 발육

① 근조직

태아기 중기 무렵에는 체장의 약 1/6이 근조직이며, 출생시에는 1/5에서 1/4까지 근조직량이 늘어난다.

② 중추신경조직

임신 4주 무렵에 전뇌, 중뇌, 후뇌가 형성된다. 7주 무렵까지 전뇌와 후뇌의 분화가 더욱 진행되어 단뇌(端腦), 간뇌(間腦), 중뇌(中腦), 후뇌(後腦), 종뇌(終腦) 또는 수뇌(髓腦)의 다섯 가지 영역이 형성된다.

③ 순환조직

심장 중량은 임신 4개월까지는 천천히 증대하나 이후는 가속되어 급속히 증대한다. 태아의 심박 수는 130박에서 160박 정도이다.

④ 조혈조직

태아기에 적혈구는 다른 종류의 혈구보다 먼저 출현하는데, 난황낭(yalk sac)에서 최초로 생성된 후, 2개월 무렵부터 출생까지는 간장, 비장이 그 생성을 맡는다. 골수는 거의 5개월 무렵부터 조혈을 개시하는 것으로 보이며, 백혈구는 2개월 이후에 간장이 조혈을 주로 담당하면서부터 출현한다.

⑤ 소화조직

임신 5주 이후에 소화관(유문에서 항문까지)의 현저한 신장으로 인해 소화기관의 형성이 시작된다. 10주 무렵에는 복강이 장을 넣기에 충분한 크기까지 발육하고, 왼쪽 상부의 맹장이 눈으로 확인할 수 있는 정도까지 발육한다. 그리고 위는 신장된 소화관의 일부가 분할되면서 형성되기 때문에, 출생시에는 위의 용적이 거의 30~90*ml*까지 발육한다. 그리고 장은 출생 시에 300~350cm 정도가 된다. 간장은 출생시에 복강의 2/5을 차지하는 크기로까지 발육한다. 그 중량은 체중의 4%이다.

⑥ 호흡조직

임신 6주 무렵에는 기관, 기관지, 폐의 아상돌기가 뚜렷하게 분화되어 출현하면서 흉부 소정의 위치로의 정착이 시작된다. 그리고 임신 후반기에는 태아의 폐가 1분간 30~70회의 비율로 운동하고 있는 것이 관찰된다.

⑦ 신경조직

임신 4주 무렵에 뇌의 중요한 부분에 해당되는 전뇌, 중뇌, 후뇌가 나타나게 된다. 인간의 대뇌피질의 신경세포 수는 약 140억 개라고 하는데, 출생시에 전부 만들어져 있으며, 출생 후에는 대체적으로 그 수가 증가하지 않는 것으로 보인다.

지금까지의 발육 현상은 출생 후 스스로의 생명 유지 활동을 영위하기 위한 준비이다. 발육 과정은 일반적으로 난자의 단계(수정 후 10~15일 정도의 기간), 배아의 단계(임신 2주째 경~8주째 경까지), 태아의 단계(임신 9주째경~출생까지)로 발육 발달을 성취한다. 10개월째의 태아의 체중은 수정란 중량의 약 5.3109배까지 증가하는 극적인 변화 과정이 태아기에 실현된다.

2) 영아기(0세~1세)

신생아기는 출생시부터 1개월(28일)까지를, 영아기는 생후 1개월부터 1년 미만의 기간을 의미한다.

형태 발육

[그림 7-1]은 0세부터 1세까지 12개월 간의 신장 발육 증가 경향을 나타낸 것이다. 2개월째까지는 발육곡선이 위쪽으로 볼록(凸형)하며, 이는 발육 속도가 감소하면서도 신장 발육치는 증가하고 있음을 보여 준다. 그리고 이후 9개월째까지는 거의 직선적으로 증가하며, 이후의 발육곡선은 위쪽으로 오목한 형태(凹형)로 변화하고 있다. 이것은 신장 발육

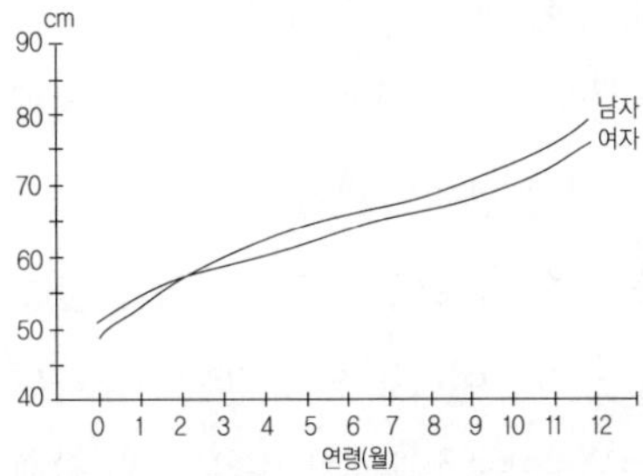

그림 7-1 신장의 발육(0~12개월)

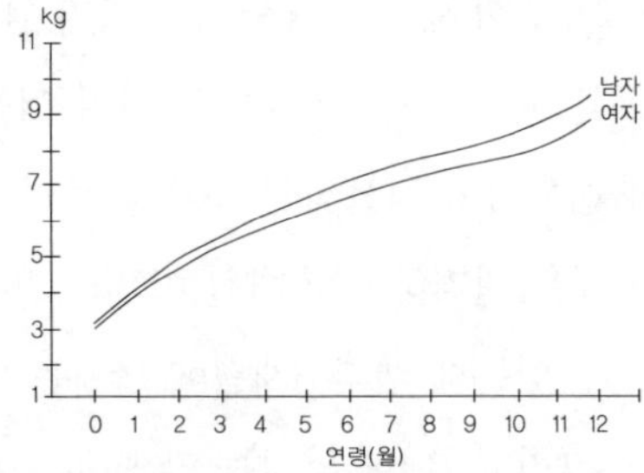

그림 7-2 체중의 발육(0~12개월)

이 9개월부터 가속되는 것을 의미하며, 12개월의 단기간임에도 불구하고 신장 발육이 단조롭지 않고 감속(減速)적 → 직선적 → 가속(加速)적인 형태로 속도가 변화하면서 발육한다는 것을 보여 준다.

[그림 7-2]는 체중의 발육을 나타낸 것이다. 신장과 거의 같은 양상을 보이며, 9개월 무렵 이후 발육의 가속 경향이 남녀 모두에서 나타난다. 5개월째 신장은 남녀 모두 출생 시의 1.26배로 증가하지만, 체중은 남자의 경우 2.25배, 여자는 2.17배로 증가된다. 12개월째에는 신장은 남자 1.57배, 여자 1.54배로, 체중은 남자 3.27배, 여자는 3.14배까지 발육한다.

신체 기능의 발달

① 호흡 기능

태아가 태외로 나온 직후에 내는 최초의 울음소리는 최초의 흡기(공기를 들이마신)로 인해 발생하는 소리라 할 수 있다. 신생아의 호흡은 복식호흡으로, 횡격막의 상하운동에 의해 행해진다. 구개, 인후가 아직은 미숙한 상태이며, 태아기에 축적된 체액이 공기의 통로에 남아 있는 경우도 있어 호흡 동작이 불규칙적이다.

2개월까지의 폐 중량의 증가가 남녀 모두 매우 급격히 증가하는 것으로 볼 때, 급격한 조직의 증가가 있는 것으로 추측된다. 이후 10개월째까지는 거의 직선적인 증가를 보인다. 폐의 경우, 1개월까지 비율 증가가 매우 현저하고 10개월 이후의 발육 가속 상황도 더욱 확실하게 관찰할 수 있는데 생후 6개월에 남자는 약 2.7배, 여자는 약 2.5배로 증가된다. 그리고 1년에 남자는 약 3.6배, 여자는 약 3.1배까지 증가된다. 신생아의 호흡 수는 30~80으로, 호흡 수의 범위가 가장 큰 시기이며, 심박 수와 마찬가지로 개인차가 클 수 있다.

② 순환 기능

생후 4~6주 무렵까지는 심장의 크기에 그다지 큰 변화는 없지만 이후부터 안정적으로 증가한다. 신생아의 심박 수는 안정시 130~160박 정도이며, 혈압은 영아기 1년 동안에 확장기, 수축기의 혈압 모두 증가하지만, 맥압은 오히려 감소하는 경향을 나타낸다. 신생아의 심박 수는 변동이 심해 약간의 자극에도 크게 반응해 심박 수가 증가한다.

③ 신경 기능

건강한 뇌의 신경세포 수는 출생 시에 약 1,000억 개 이상에 달하며, 이 세포의 증식은 출생 후 2~3개월에 정지된다고 알려져 있다. 신경조직은 유아기와 마찬가지로 영아기에도 급격히 발육된다. 출생 후 2~3개월에 신경세포의 증식은 정지되며, 생성된 신경세포의 자극 전달 효율을 높이고 신경작용이 더 빠르게, 더 효과적으로 이루어지도록 하기 위한 신경세포의 구조화가 시작되며 이후에도 이러한 형태의 발육이 지속된다. 출생 시 기준을 1로 할 때, 6개월에 남녀 모두 약 2.2배로 증가되고, 1세에 남녀 모두 3배 정도까지 증가된다. 뇌 전체 중량의 경우, 생후 1년째에는 출생 이후 성취되는 발육량의 50%가 달성된다고 볼 수 있고, 이후 3세까지 75%, 7세까지 90%가 성취된다.

④ 간장

다른 장기 중량과 마찬가지로 생후 1~2개월 동안은 감속적이나 급격한 발육을 보인 후, 비교적 안정된 발육이 9개월 무렵까지 지속되고 이후에는 가속적인 발육이 이루어진다. 생후 2개월째에 남자는 약 1.6배, 여자는 약 1.3배까지 증가된다. 그리고 6개월째에 남자는 2.2배, 여자는 약 1.8배 증가된다. 1년째에는 남자는 약 3.3배, 여자는 약 2.3배 발육된다.

⑤ 골 발육

신생아, 영아기의 골수는 적색 골수이다. 태아기에는 간, 비장이 조혈을 담당하지만, 출생 이후에는 골수가 조혈의 주역을 담당하게 된다. 골 발육이란 신장, 비대, 밀도의 증가만을 의미하는 것이 아니라 골의 재구성 과정까지도 포함한다.

⑥ 근 발육

출생시의 근 중량은 체중의 20~25%이며, 이후 성인기에는 전 체중에서 차지하는 비율이 약 43%까지 증가된다.

⑦ 운동의 개시와 운동 성취 능력

태아기 때 반사운동의 출현으로 운동 성취 능력이 발휘되기 시작한다. 출생 후 최초의 운동도 태아기 때와 같은 반사운동이다. 모로 반사,

긴장성 목 반사, 손바닥-발바닥 파악반사, 인형눈운동, 머리와 몸 가누기 반사, 미로성 몸가누기 반사, 지지반응, 팔끌어올리기 반응 등의 여덟 가지 반사 동작은 신체 균형이 깨질 경우에, 아기 스스로 자신의 머리를 움직이거나, 팔을 굽히거나 펴서 균형을 되찾아 원래의 자세를 유지하려고 하는 반사 동작이다.

3) 유아기(1~5세)

유아기 초기에는 약 50%의 유아가 직립 보행을 할 수 있게 되며, 걷지 못했던 아이도 1년 6개월 무렵까지는 직립 보행을 할 수 있게 된다. 이 시기에는 아동에게 적용 가능한 방법으로 신체 발육의 속성이나 신체 기능 · 운동 능력 · 체력 등을 측정할 수 있게 된다.

형태 발육

① 신장

발육 속도로 살펴보면 급속한 감소가 1.5세까지 계속되며, 1.5~2.5세의 1년간은 감속이 나타나지 않고 이후 다시 감속되면서 발육이 계속된다. 그러나 2.5세 이후의 감속 정도는 1.5세 이전, 영아기 발육 속도의 감속 정도보다 상당히 작다. 발육곡선의 변화는 출생 후 1년간은 매우 급격하다. 출생 후 1년간의 발육량은 남녀 모두 평균 약 24cm이다. 사춘기 발육촉진기의 신장 발육 속도는 출생 후 1년간 발육 속도의 22% 정도이다. 실제로 출생 후 1년 동안 인간의 전 생애를 통해 가장 급격한 발육이 이루어진다.

② 체중

체중도 생후 1년간 발육량이 인간의 전 생애에서 가장 크며 신장과 마찬가지로 그 발육도 가장 급격하다. 1세 이후 5세까지의 발육 속도는 출생 후 1년간 발육 속도의 여자 1~2세 사이가 64%로 최대이다. 0~2세의 체중 발육의 급격함은 내장 모든 기관, 특히 중추신경조직의 발육을 반영하고 있다. 그러나 발육 속도는 급속도로 감소해 간다. 2~3세에는 발육 속도의 급격한 감소가 정체되거나 약간의 증가 경향이 급격한 감소의 반동으로 나타나는데, 단기간의 안정된 발육이 나타나는 것으로 볼 수 있다. 3~5세에는 다시 감속적 발육이 나타나지만 그 감속 정도는 출생 직후보다 극히 작아, 발육 속도의 변화가 비교적 적고 안정된 발육 경향을 보인다.

신체기관의 발육 발달

① 골 발육

유아기에는 영아기에 이어 대부분의 장골 말단부에 연골세포로 구성되어 있는 2차 골화 중심이 나타나 점차로 골단이 발육해 간다. 골단은 연골세포를 생성하고 증식하는 부분과 이 연골세포가 화골(化骨)되는 부분(metaphysis)의 두 부분으로 구성되어 있다. 장골(長骨)의 발육이 끝나가면서 연골세포의 증식은 점차 완만해지지만 골간단(骨幹端)에서의 골화(骨化) 과정은 그대로 계속되기 때문에 골단은 점차 가늘어지고 최종적으로는 골단 전체가 석회화되어 골화되는 것이다. 장골은 길이뿐만 아니라 두께도 비대해진다. 뼈의 비대는 골간의 골막 외측에 골세포가 침착되어 골막의 내부에 흡수됨으로써 이루어진다. 장골의 경우, 신장 · 비대 · 재형성 과정이 골 발육의 3대 주요 과정이다. 이 과정은 동시에 이루어지며 그 결과 뼈가 발육되는 것이다. 모든 뼈의 골단이 연골조직으로부터 골화되어 골조직이 되었을 때 뼈의 발육이 종료된다.

② 근육의 발육

근육은 신체 중에서도 최대의 중량을 차지하는 조직이다. 유아기에는 직립 보행에도 익숙해져서 안정된 상태로 걸을 수 있게 되며, 이러한 동작과 운동 기능을 수행하는 데는 근조직의 관여가 반드시 필요하다. 즉 근조직의 발육과 그 기능적 발달이 유아의 활동을 활성화시킨다. 근육의 구조는 500종 이상의 골격근이 신체의 모든 활동에 관여하고 있는데, 이러한 근육들은 근섬유의 집합으로 이루어져 있으며, 근섬유는 약 100개에서 1,000개의 근원섬유로 구성되어 있다. 근섬유의 수는 출생 전에 대부분 결정되며, 출생 후에 증가한다고 해도 매우 짧은 기간 동안에 이루어진다. 유아기까지는 근섬유의 크기에서 성별 차이가 보이지 않지만 연령이 증가함에 따라 차차 성별 차이가 확대된다. 신경과 근의 상호 협력이 잘 이루어져 측정의 조건을 만족시킬 수 있는 연령은 약 3세 이후인 것으로 보인다.

③ 심장의 발육

수동적이었던 태아의 호흡순환계 활동은 출생과 동시에 능동적 활동으로 바뀌며, 구조적 · 기능적으로도 극적인 변화가 이루어진다. 심장 중량의 증가는 급격해져서 출생 후 1년 동안 2.11~2.33배로 증가된다. 이후에도 빠르게 증가되기는 하지만 그 정도는 크게 감소된다. 5세 때의 뇌 중량과 간 중량은 성인기 중량(20~25세의 평균치)의 86~89% 이상

(뇌), 31~35%(간) 이상으로, 이에 비하면 심장 중량의 증가는 천천히 진행되며 간 중량의 증가와 비슷한 경향을 나타낸다.

④ 호흡 기능의 발달

순환기관의 중요한 역할은 각 조직의 활동에 필요한 영양, 산소 및 기타 필요한 물질을 혈액을 통해 운반하고, 반대로 각 조직의 활동 결과로 생성된 노폐물을 배설기관으로 운반하는 것이다. 출생시에는 40회/분이었으나 1세 때에는 31회/분로 감소하고, 이후 차츰 감소해 5세 때에는 25~26회/분 정도가 된다. 폐의 중량은 출생시 60~70g이었던 것이 성인기에는 약 20배가 증가해 1,200~1,400g이 된다.

유아는 성취 가능한 운동 동작의 종류가 많아짐에 따라 활동에 필요한 생리적 조건을 만족시키기 위해 순환기관, 호흡기관의 활성화를 경험하는데, 이 경험의 축적이 순환 · 호흡 기능의 발달을 촉진하고 점차 성숙한 단계에 이르게 된다. 그러나 유아는 모든 생리적 기능이 발달되어 가는 중이므로 기능이 아직 미숙한 상태인 것 또한 사실이다.

2. 임신 · 수유기 및 영 · 유아기의 건강 이슈

(1) 임신과 건강 이슈

세계보건기구(WHO)에 의하면, 건강한 성이란 인격, 의사소통 및 사랑을 긍정적으로 향상시키는 방법으로 성적 감정에 따라서 즐기고 행동

할 수 있는 신체적 · 정서적 안녕 상태이다. 수정이란 성세포인 정자와 난자가 서로 만나 결합하는 상태를 말하며, 임신이란 여성이 수정된 난자(수정란)를 체내에 가진 상태를 의미한다. 최근 개방된 성문화에 따라 원치 않은 임신으로 고통받는 여성의 수가 늘어나고 있다. 특히 임신중절이나 미혼모의 문제는 심각한 사회적인 문제로 대두되고 있다. 이러한 문제를 예방하기 위해서는 성에 대한 문제 해결 방법을 이해하고 적용할 수 있도록 하는 대책 마련이 필요하다.

피임의 원리와 방법

피임에 대한 지식은 인간 생명의 존엄성에 비추어볼 때 매우 중요하며, 남녀 상호의 책임 문제를 전제로 하여 반드시 잘 알아야 할 부분이다. 100% 완벽한 피임 방법은 없다. 따라서 다양한 피임법의 장단점을 잘 파악해 자신의 신체 상태나 여러 가지 조건에 가장 적합한 피임법을 선택하는 것이 중요하다.

피임 방법으로는 비외과적인 방법과 외과적 방법이 있다. 비외과적인 방법에는 배란을 억제하기 위해 여성 호르몬을 경구나 주사로 투여

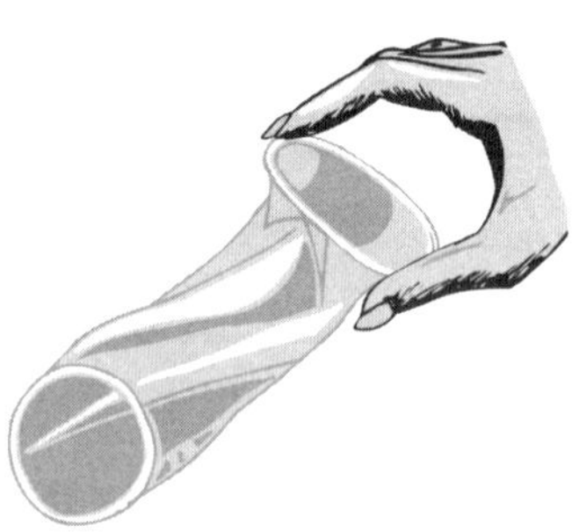

여성용 콘돔

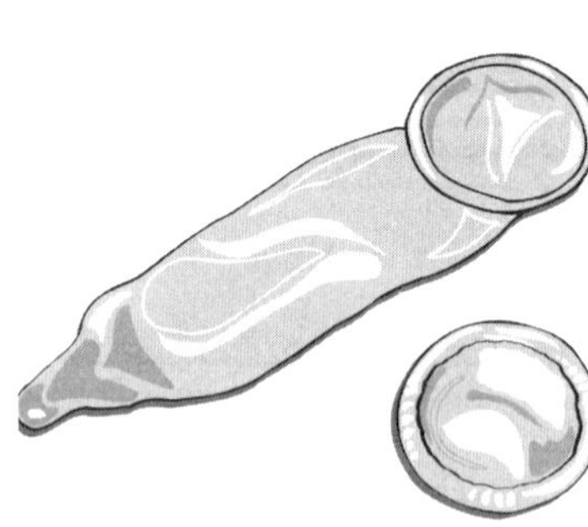

남성용 콘돔

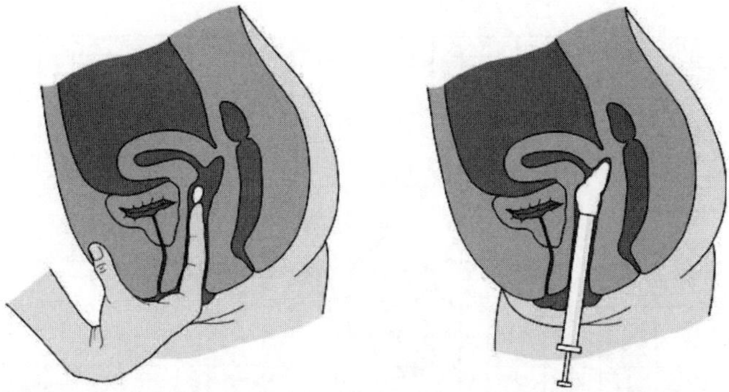

질살정제

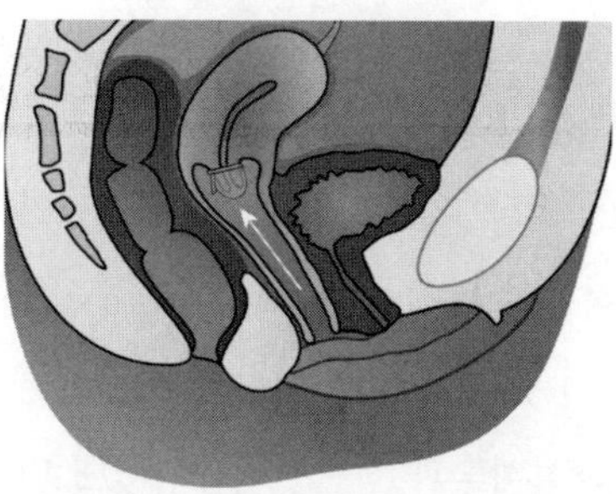

경관 캡

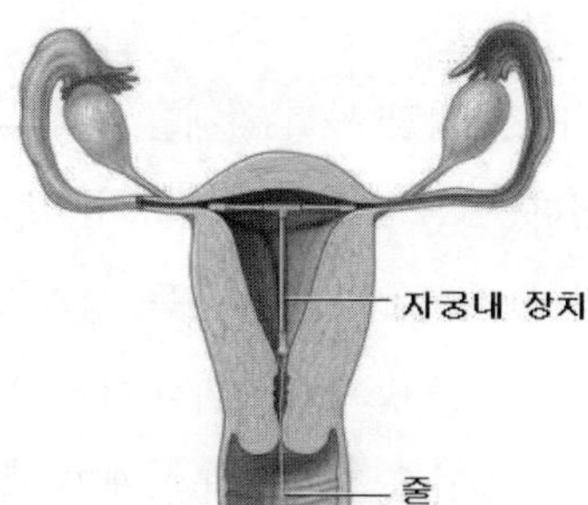

자궁 내 장치

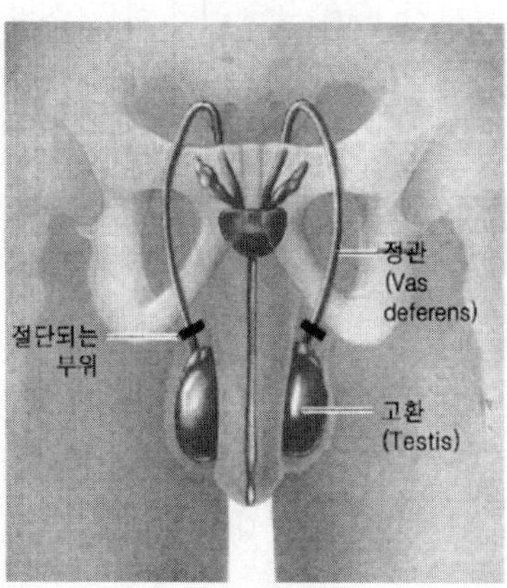

정관절제술

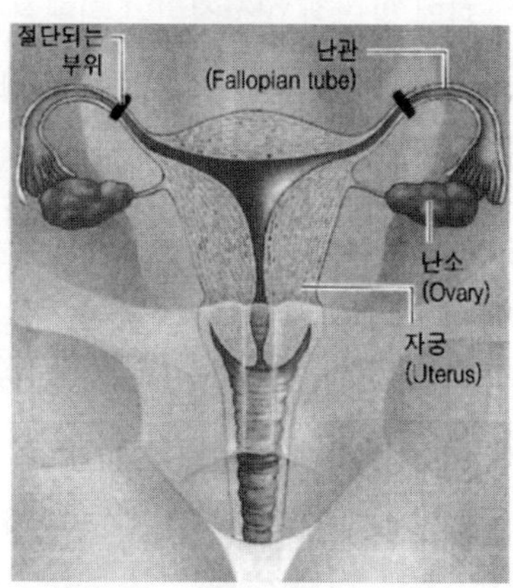

난관절제술

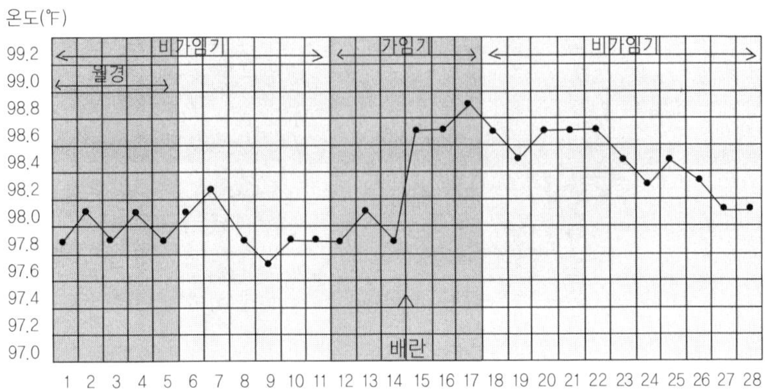

월경주기법

하는 방법과 사정 억제를 위해 금욕을 하거나 성교를 중단하는 방법이 있다. 또한 수정을 방지하기 위한 방법으로 질외사정법, 살정자제(젤리, 좌약) 사용, 질 세척, 콘돔, 경관 캡의 적용과 월경주기법이 있고, 수정란의 착상을 방지하기 위한 자궁 내 장치가 있다. 외과적인 방법에는 난관이나 정관을 결찰하거나 제거하는 난관절제술과 정관절제술이 있으며, 성세포의 생산을 저지하는 방법인 고환제거술과 난소제거술이 있다.

피임 방법이 이상적이기 위해서는 효과가 100% 확실해야 하며, 사용하기 편리하고 부작용이 없으며, 성생활에 지장을 주지 않아야 한다. 또한 비용이 적게 들고 실패해도 태아에 영향을 주지 않아야 한다.

임신중절 수술

임신중절 수술이란 태아가 모체 외에서 생명을 유지할 수 없는 시기에 태아와 그 부속물을 인공적으로 모체 외부로 배출시키는 수술을 말한다. 2005년 보건복지부가 실시한 인공 임신중절에 대한 실태조사 결과, 연간 가임기 여성 1,000명당 시술 건수는 30.7로 나타났으며(기혼

17.8, 미혼 12.9), 시술 이유로는 미혼 여성의 경우 95%가 사회 · 경제적 이유(미혼, 미성년, 경제적 어려움 등)이고, 기혼 여성의 경우에는 자녀를 원하지 않거나, 터울 조절 등의 가족계획(75%), 경제적 어려움(17.6%) 등으로 나타났다.

임신중절 수술은 사회적으로 수용되는 절차가 아니라는 인식 때문에 성급하게 결정하는 경향이 있고, 가족과 친지의 지지 없이 혼자 겪게 되는 경우가 대부분이다. 임신중절 수술에 따른 정신적 후유증으로 경험자 중 90% 이상이 죄책감, 분노, 우울증을 겪었으며, 80% 이상이 폭발적인 감정적 변화에 당황해 하며 피해 의식을 느끼는 것으로 나타났다. 신체적인 합병증으로는 감염(골반 내 감염, 복막염 등), 불임, 자궁 천공 등이 발생할 가능성이 있다.

불임

불임이란 피임을 하지 않고 정상적인 부부 생활을 하는 데도 1년 이상 임신을 하지 못하는 것으로, 정상적인 부부의 경우 첫 달에 25%, 3개월에 55~60%, 6개월에 70%, 9개월에 80%, 1년 후 85~90%가 임신을 하는 것으로 알려져 있다. 불임은 결혼 후 1회의 임신도 안 된 원발성 불임과 임신 또는 출산의 과거력은 있으나 그 이후 임신이 안 되는 속발성 불임이 있다. 불임의 원인으로 선천적 요인(자궁기형, 자궁후굴증 등), 자궁내막의 병변(성병, 골반염증), 인공유산의 후유증(자궁내막 협착), 난관염, 난소염, 난소 기능 부전, 호르몬 장애, 스트레스 등 여성이 원인인 경우와 정자결핍증, 정자기형(성병, 결핵, 방사선, 악성종양), 정자수송로의 기형, 부고환염(임균성, 결핵성), 정액 결핍(전립선, 정낭의 장애) 등 남성이 원인인 경우로 크게 나누어 볼 수 있다.

2002년 보건사회연구원의 자료에 따르면, 우리나라 15~39세 여성과 남성 중 불임인 사람은 63만 5,000쌍이며, 이는 전체 부부의 13.5%에 해당한다고 하며, WHO 자료에 의하면 세계적으로도 8~12%의 부부가 불임증이다.

불임을 예방하기 위해 늦지 않은 시기에 초산을 하거나, 결혼 전에 성병 유무 검사를 실시해 조기 치료를 하거나, 호르몬 치료를 통한 배란 유도, 시험관 아기 및 인공수정 등을 사용할 수 있다.

(2) 임산부의 건강 이슈

산전관리

산전관리 임신 중에 행하는 조직적이고 의학적인 관리와 간호를 말한다. 산전관리를 적절히 받는 것은 어머니와 태아의 건강을 유지하고 안전한 분만을 위해 꼭 필요한 건강 행위이다. 산전관리를 통해 임신 중에 발생할 수 있는 여러 가지 합병증을 예방하고 조기 발견, 치료하며, 안전하게 분만하여 어머니와 신생아의 건강을 유지 · 증진한다. 산전관리는 7개월까지는 매월 1회씩, 8개월에서 9개월까지는 2주일에 1회씩, 그리고 마지막 달에는 1주일에 1회씩 받는다. 그러나 건강 문제가 있을 때는 횟수와 관계없이 검진과 치료를 받는다. 산전관리로는 문진, 신체검진과 심장, 폐 등 일반적 진찰과 자궁경관과 질의 변화 등 산과적 진찰이 있으며, 임부의 건강 상태와 합병증의 여부를 확인하기 위한 혈색소, 간염, 성병, HIV/AIDS 항체 유무 등의 혈액검사와 당과 단백 검출 유무 확인을 위한 소변검사를 한다.

임신에 영향을 미치는 요인으로 산모의 연령, 영양 상태, 약물, 흡연과 음주, 방사선 조사, 질병 등이 있으며, 구체적인 영향 요인별 발생 질환은 다음과 같다.

- 연령 : 자연유산, 미숙아, 다운(Down) 증후군
- 영양 상태 : 아기의 지적 발달 및 성장 발육 저해
- 약물 : 소염진통제(기형, 불구), 항생제(난청), 감기약(자궁 수축, 태아 기형), 진통제(분만 진통 지연, 신생아 심장에 영향) 등
- 흡연과 음주 : 태아알코올증후군(Fetal Alcohol Syndrome), 미숙아
- 방사선 : 중추신경계 결함, 정신지체
- 질병 : 풍진, 임질, 매독, 당뇨병 등

분만의 방법

최근에 많이 이용되는 자연적인 분만법으로는 라마즈 분만법, 그네 분만법, 르봐이예 분만법, 수중 분만법 등이 있다.

라마즈 분만법은 연상, 이완, 호흡법, 정상적인 분만 경험을 주요 내용으로 하며, 신체와 신체 작용에 대한 이해를 강조하며, 계획적인 프로그램을 제공해서 불안감을 없애고, 통증을 이완, 호흡, 연상, 응시를 통해 대응하는 것을 원칙으로 하는 분만법이다.

그네 분만법은 고리 모양의 철봉에 그네처럼 매달려 앉아서 아기를 낳는 좌식 분만의 일종이다. 진통 중인 산부가 그네에 앉아 골반을 전후좌우로 흔들어 줌으로써, 통증이 분산되고 자세를 산부의 의지대로 바꿀 수 있어 분만 진행이 순조롭다.

르봐이예 분만법은 가족 중심 분만 방법의 일종으로, 신생아를 부드럽게 다루고 충격을 최소화하는 방법이며, 소음을 없애고 부드러운 음악을 들려 주면서 기분 좋을 정도의 따뜻한 물 속에서 부드럽게 분만을

유도한다.

수중 분만법은 따뜻한 물 속에서 심신의 이완으로 신체적 · 정신적 안정을 가져오며, 태아가 처음으로 세상에 나오는 환경이 자궁 속과 같은 안락한 환경으로 급격한 충격이 적어지므로 태아가 안정된 상태로 출산하게 되는 장점이 있다.

보건복지부와 건강보험심사평가원은 건강보험 진료자료 분석 결과 2006년 상반기 우리나라 자연 분만 건수는 139,235건으로 2005년 상반기 133,454건에 비해 5,800여 건(4.3%) 증가한 반면, 제왕절개 분만율은 0.2% 감소(2005년 80,004건, 2006년 79,849건)함으로써 자연 분만에 대한 국민과 의료계 등의 인식과 관심이 향상되고 있는 것으로 나타났다.

출산 후 건강 문제점

출산 후 모든 생식기가 임신 전의 상태로 회복되는 6주까지의 기간에 있는 여성을 산욕부라 하고, 이후 1년까지의 여성을 산모라고 한다. 산욕기 동안에는 분만과 임신으로 인한 신체적 변화로 인해 회음 절개 부위와 생식기 요로 부위의 감염과, 자궁근무력과 질과 경부의 열상으로 인한 출혈, 요실금, 변비와 치질, 요통, 회음부 통증, 부종 등의 신체적 합병증과 불편감이 있을 수 있기 때문에 주의와 관리를 요한다. 또한 정서적인 변화로 여성의 80%는 분만 후 10일 이내에 이유 없이 눈물이 나오고, 슬퍼지고, 수면장애와 식욕을 잃기도 한다. 이것을 산후우울이라고 하는데, 만일 2주 이상 불안이 계속되고 정도가 심해지면 산후우울증이라고 하며, 출산 여성의 10~15%가 산후우울증을 경험한다. 이러한 현상에 대한 확실한 이유는 밝혀져 있지 않으나 호르몬의 갑작스런 감소로 인한 것이라는 설이 유력하다.

(3) 수유기의 건강 이슈

모유 수유

19세기 이후 산업기술과 식품가공업의 발달로 인공 영양인 우유가 모유의 대체식으로 만들어진 이래로 20세기 초까지 영아기의 영양의 대부분을 차지했던 모유 수유율이 급격히 감소했다. 이에 1979년 세계보건기구는 모유 수유의 영양학적, 영아 발달상의 중요성을 인정하고, 범세계적으로 모유 수유 권장운동을 실시했다.

소득이 향상되고 1965년 조제 분유가 대량으로 공급됨에 따라 우리나라 모유 수유율도 1970년을 기점으로 현저히 저하되었는데, 최근에는 모유가 아기와 산모의 건강에 좋다는 인식이 확산되면서 모유 수유율이 증가하고 있다. 2006년에 발표된 '국민건강영양조사'에 따르면 생후 6개월 시점에서 젖을 먹이는 산모는 전체의 37.4%로 2001년 9.8%에 비해 크게 늘었다. 이는 생후 6개월 시점에서 완전 모유 수유 비율이 46%인 세계 최고 모유 수유국인 스웨덴보다는 낮지만 미국 14.1%, 호주 32%보다는 높은 수치이다.

모유 수유는 영양학적 · 면역학적 · 심리학적으로 아기의 성장 발달에 최선의 방법으로서 모아 애착 형성과 긍정적 모아 관계를 증진시킨다. 모유 수유는 인간에게 가장 적합한 포유 형태이다. 모유에는 영아에게 필요한 영양분이 모두 들어 있으며, 감염과 질병으로부터 신생아를 보호할 수 있는 면역 물질을 함유하고 있다. 신생아와 산모의 건강을 위해 출생 후 가능한 빨리 모유 수유가 이루어져야 하며, 모유 수유의 유익성에 대한 홍보와 모유 수유 방해 요인에 대한 전략적 중재가 필요하다.

표 7-1 예방접종 종류와 시기

구분	대상전염병	백신종류 및 방법	0개월	1개월	2개월	4개월	6개월	12개월	15개월	18개월	24개월	36개월	만 4세	만 6세	만 11세	만 12세
국가필수예방접종		BCG(피내용)	1회													
	B형간염	HeoB (0-1-6개월)	1차	2차			3차									
	디프테리아 파상풍 백일해	DTaP			1차	2차	3차		추 4				추 5			
		Td(성인용)													추 6	
	폴리오	IPV(사백신)			1차	2차	3차						추 4			
	홍역 유행성이하선염 풍진	MMR						1차					추 2			
	일본뇌염	JEV(사백신)						1차 ~2차				3차		추 4		추 5
	수두	Var						1차								
	인플루엔자	Flu						매년 1회								
	장티푸스	(경구용)												경구용		
		(주사용)									주사용					
	신증후군출혈열	(주사용)						고위험군에 한하여 접종								
기타예방접종	결핵	BCG(경피용)	1회													
	일본뇌염	JEV(생백신)						1차				2차		3차		
	b형 헤모필루스 인플루엔자 뇌수막염	Hib			1차	2차	3차	4차								
	A형간염	HepA						1차 ~2차								
	폐구균	PCV			1차	2차	3차	4차								

예방접종은 건강한 삶의 첫걸음(예방접종도우미http://nip.cdc.go.kr)

질병관리본부 | 대한의사협회 | 예방접종심의위원회

(4) 영 · 유아기의 건강 이슈

예방접종

아동 건강에서 가장 극적인 진보 중의 하나는 예방접종이 널리 보급되어, 20세기에 이르러 전염성 질환의 발생이 감소했다는 점이다. 모든 연령층의 사람들에게 많은 예방접종을 할 수 있지만, 최초의 예방접종은 대부분 영아기부터 시작되어 추가 접종을 제외하고는 아동기 초기에 완결된다. 따라서 아동기의 예방접종은 영 · 유아기 동안의 건강 증진이라는 측면에서 매우 중요하다.

영유아의 안전

영 · 유아기의 아동은 운동 기술과 조작 기술이 증가되고, 주변 환경에 대한 호기심이 증가되므로 사고의 가능성이 높아 지속적인 경계와 감시가 필요하다. 사고로 인한 손상은 영유아 사망의 주요 원인 중의 하나이다. 사고의 유형으로는 단추, 구슬, 핀 등의 이물질 흡입과 고무풍선, 침대, 비닐백, 전선 등으로 인한 질식, 자동차 사고, 의자, 보행기, 계단에서의 낙상, 단추 크기 건전지, 세제를 섭취함으로써 유발되는 중독, 뜨거운 물, 난방기구, 전기 콘센트로 인한 화상, 장난감이나 연장 등으로 인한 신체적 손상 등이 있다.

3. 임신 · 수유기 및 영 · 유아기의 식생활과 영양관리

임신과 수유기는 여성들만이 갖는 고유한 시기로 건강한 아기를 분

표 7-2 사고 유형별 연령 분석

(단위: 건, %)

구분	연령				
	1세 미만	1세~3세	4세~6세	7세~14세	전체
추락/넘어짐/미끄러짐	68 (5.0)	476 (35.2)	396 (29.2)	415 (30.6)	1,355 (100)
충돌/충격	13 (1.4)	384 (41.9)	267 (29.1)	253 (27.6)	917 (100)
이물질 흡입 및 섭취	48 (9.6)	246 (49.5)	132 (26.6)	71 (14.3)	497 (100)
날카로운 물체에 베임/찢어짐	7 (2.2)	129 (40.1)	78 (24.2)	108 (33.5)	322 (100)
압궤(눌림/끼임)	7 (2.6)	104 (38.7)	88 (32.7)	70 (26.0)	269 (100)
고온(화상)	11 (7.0)	82 (51.9)	39 (24.7)	26 (16.4)	158 (100)
찔림	5 (4.8)	45 (43.3)	30 (28.8)	24 (23.1)	104 (100)
부패/변질	3 (3.2)	26 (27.7)	21 (22.3)	44 (46.8)	94 (100)
기타	34 (10.5)	93 (28.7)	57 (17.6)	140 (43.2)	324 (100)
전체	196 (4.9)	1,585 (39.2)	1,108 (27.4)	1,151 (28.5)	4,040 (100)

출처: 소비자보호원, 어린이 안전사고 유형별 실태조사(2006).

만하고 수유하기 위해서는 임신을 하기 전부터 규칙적이고 균형잡힌 식생활을 통해 건강을 유지해야 한다. 임신기와 수유기에는 영양 섭취에 대한 특별한 배려가 필요하다. 임신 중이거나 수유 중의 영양 섭취는 '둘을 위해서' 먹는 것이지 평상시 섭취량의 두 배를 먹어야 하는 것은 아니다. 임신기나 수유기에만 특별히 필요한 영양소는 없으나 비임신기에 비해 열량, 단백질, 무기질 및 비타민의 필요량이 증가하는데 이는 균형잡힌 식사를 함으로써 섭취될 수 있다.

(1) 임신 · 수유부의 식생활

임신 초기부터 음식을 절도 있게 먹고 거동에 조심하고 어디서나 공경하는 마음으로 지내며 무슨 일이나 바르게 하는 것은 예로부터 내려온 우리나라의 태교(胎敎)였다. 『태교보감』에서는 임신한 왕비의 태교 식품으로 잉어와 붕어, 오골계, 죽순, 굴, 콩, 순무씨, 깨와 같은 식품이 많이 사용되었고, 잉어의 눈 부분만 따로 고아 먹어도 젖이 안 나오는 산모의 젖을 많이 돌게 하는 것으로 나타나서 왕가에서 양질의 단백질과 필수지방이 풍부한 식생활을 통한 영양관리를 실천했음을 알 수 있다.

임신 여성의 영양 상태는 태아의 성장 발달에 영향을 주지만 임신을 하기 전인 가임기 여성의 영양(preconception nutrition)도 임신으로 인한 영양 필요량의 증가에 미리 대비하기 위한 충분한 영양 공급을 유지해야 하므로 매우 중요하다.

젊은 여성들은 그 어느 시기보다 외모에 관심이 많고 날씬한 몸매를 위해 장기간 저열량 식사로 체중 감소를 유도하는 다이어트를 실행하고 있다. 대부분의 다이어트 프로그램은 영양적으로 적절하지 못한 경우가 많고 저열량 식사는 열량뿐만 아니라 철, 아연, 칼슘 및 엽산과 같은 미량 영양소가 부족하기 쉽다. 또한 경구용 피임약을 복용하면 엽산 요구량이 증가하며, 과도한 음주는 철 손실을 증가시키기도 한다. 우리나라 가임기 여성의 상당수는 저체중과 과체중 또는 특정 영양소 섭취 부족 등의 문제가 있는 것으로 보고되고 있다.

가임기 여성들에서 나타나는 영양 문제는 다음과 같다.

- 마른 몸매에 대한 지나친 집착과 이로 인한 자신의 체형에 대한 왜곡된 인식
- 빈번한 체중 조절 시도
- 과다한 절식과 결식(intended hunger)
- 편식, 폭식
- 불규칙한 식생활
- 에너지 섭취 과다와 신체 활동 부족
- 마른 비만

임신부의 식생활과 영양관리

임신 전에는 정상 체중을 유지하며 임신 후에는 정상적인 체중 증가를 위해 노력한다. 저체중과 과체중은 모두 임신의 결과에 바람직하지 않은 영향을 끼칠 수 있으므로 정상 체중을 유지하는 것은 매우 중요하다. 저체중 여성은 임신 기간 중 빈혈을 비롯해 임신합병증 발생이 높고 조산아 또는 저체중아 출산 위험이 증가한다. 다른 한편으로 과체중 여성의 경우 임신 기간 중 당뇨병이나 고혈압 등 임신합병증의 발생률이 높고 분만에 따른 위험이 크며, 제왕절개술로 출산하는 비율이 높은 것으로 나타났다.

임신 중 적절한 체중 증가는 10~12kg 정도이며, 임신 전의 체중이 표준 체중의 20% 이상으로 비만했던 임신부는 임신 기간 중 7kg 정도만 체중이 증가되도록 주의하되 임신 기간 중 무리한 체중 조절은 시도하지 않도록 한다. 왜냐하면 심한 열량제한식으로 모체와 태아에게 필요한 열량을 섭취하지 못하면 모체의 지방이 분해되어 열량으로 사용되면

서 산성 물질(케톤체)을 만들어 태아의 발달과 뇌에 손상을 줄 수 있기 때문이다.

임산부는 또한 열량과 단백질을 비롯한 영양소를 골고루 섭취해야 한다. 임신 중에는 기초대사량이 증가하고 태아와 모체의 관련 조직이 증가하므로 열량, 단백질, 비타민과 무기질 필요량이 증가하게 된다. 그러나 열량이 높은 식품을 많이 섭취하면 체중이 지나치게 늘어나 출산 과정에서도 어려움을 겪게 되므로 양보다는 질적으로 우수한 식품을 선택해 골고루 먹는 것이 중요하다. 특히 단백질은 태아의 발육과 임신중독증의 예방을 위해 필요하므로 생선이나 두부, 고기를 매일 적정량 섭취하도록 한다. 임신 중기에는 1일 350Kcal를 더 섭취해야 하며, 후기에는 450Kcal를 더 섭취해야 한다. 이 때 여분의 열량은 영양밀도가 높은 음식으로 공급해야 한다. 단백질과 아연은 태아의 조직 생성을 위해서 필요하며 티아민, 리보플라빈, 나이아신, 비타민B_6, 마그네슘과 요오드는 증가된 에너지 대사를 위해 필요하다. 엽산, 비타민 B_{12} 및 철분은 적혈구 생성 작용을 하고, 칼슘과 인은 태아의 골격 형성과 수유시 모체의 골격 손실을 막아 주는 작용을 하므로 충분히 섭취하도록 한다.

칼슘의 섭취를 위해 우유를 하루에 3컵 이상 섭취한다. 임신기에는 태아의 골격과 치아 형성을 위해 칼슘 필요량이 증가한다. 우유나 치즈, 요구르트, 두부, 뼈째 먹는 생선은 칼슘의 좋은 급원이며, 채소에도 칼슘이 있지만 흡수율이 낮다. 임신과 수유 및 폐경기 이후에도 여성은 남성보다 골격으로부터의 칼슘 방출량이 많아 나이가 들면서 골다공증으로 고통받기 쉽다. 그러므로 여성들은 뼈가 성장하는 성장기부터 충분한 칼슘 섭취를 통해 골질량을 확보하는 것이 중요하다.

임신기에는 철분과 엽산이 풍부한 식품을 섭취하며 임신 20~24주부터는 주치의와 상의해서 철분과 엽산보충제를 복용한다. 임신 시에는 모체의 혈액량이 50% 정도 증가하면서 태아의 혈액도 만들어지고, 출생 후 수개월간 사용하기 위해 태아의 간에 철분을 저장하므로 다량의 철분이 요구된다. 임신 시 철 요구량은 급격히 증가하며 임신 과정에 필요한 철은 약 1g 정도로 이는 성인 여성의 체내에 함유된 2.2g의 약 50%에 해당되는 양이다. 임신기에 적절한 철 영양 상태를 유지해 철 결핍성 빈혈이 발생하지 않도록 해야 한다. WHO는 세계적으로 임신 여성의 2/3 정도가 주로 철 결핍으로 인한 빈혈 증세를 보이고 있다고 보고했다. 철 결핍성 빈혈의 위험 요인은 청소년 임신, 저소득층, 낮은 교육 수준, 긴 월경생리, 육 · 어류나 비타민 C 섭취 부족, 다분만(多分娩), 아스피린의 장기 복용 등이다.

우리나라 임신부의 50~60% 가량에서는 빈혈이 관찰되며 임신 중에는 철분 결핍에 의한 빈혈의 빈도가 가장 높고 그 다음으로 엽산 결핍에 의한 거대적아구성 빈혈이다. 임신이 되면 태아에게 필요한 물질을 공급하기 위해 모체의 혈액이 증가한다. 혈액량은 임신 전기, 중기에 걸쳐 계속 증가하다가 말기에는 약간 둔화된다. 임신 34주 무렵이면 비임신 시보다 혈장이 약 50% 이상 증가한다. 즉 적혈구에 비해 혈장의 양이 많이 증가하므로 혈액 성분의 농도가 감소되면서 혈액이 희석되는 희석빈혈 현상이 나타나 헤모글로빈 농도 및 적혈구 수가 감소한다. 이러한 임신성 빈혈을 예방하기 위해서는 하루 10mg의 철분 보충을 권장하는데 임신부는 난황, 살코기, 내장, 녹황색 채소 등 철분이 많이 함유된 식품을 충분히 섭취해야 한다.

우리나라 소도시 임신부의 1/3 정도가 호소하는 엽산결핍성 빈혈을 예방하기 위해서는 600㎍DEF/일의 엽산을 권장하고 있으며, 엽산은 녹색 채소와 동물성 식품에 주로 함유되어 있다. 엽산은 아미노산 대사와 핵산 합성에 필수적인 기능을 하며 결핍되면 태아의 세포 성장과 분화에 문제가 발생한다. 임신 초기에 불량한 영양 상태는 태아 발달에 비정상적인 증후를 초래한다. 식사를 통해 적정한 양의 엽산을 섭취할 수 있으나 이를 위해서는 충분한 야채와 과일이 포함되어야 한다. 미국에서는 엽산 섭취를 증가시키기 위해서 1998년부터 밀가루 제품에 엽산을 강화하도록 권고하고 있다.

카페인(커피, 홍차, 녹차, 초콜릿, 코코아, 콜라)의 섭취는 가급적 피한다. 많은 양의 카페인 섭취는 조산, 유산, 사산과 관련이 있으며, 출생 시 저체중아를 출산할 가능성을 높이므로 지나친 카페인 섭취를 피하도록 한다.

임신 중에는 술과 담배는 절대로 하지 않는다. 임신 중에 과음했던 임신부에게 '태아알코올증후군' 아기가 태어날 수 있는데, 이런 아기는 산전 사망률이 높고 혹 살아난다 하더라도 성장 발육 부진, 정신 장애, 안구, 코, 심장, 중추신경계에 이상을 보이게 된다. 또한 알코올은 영양소는 아니지만 1g당 7Kcal를 내는 물질로 식품과 영양소 섭취량의 감소와 이용률을 낮추어 모체와 태아의 영양 상태가 불량해지기 쉽다. 담배는 태아의 성장을 방해해서 저체중아 출산의 원인이 되는데, 이는 흡연으로 인해 발생되는 일산화탄소, 니코틴, 기타 다른 화합물들이 모체로부터 태아에게로 가는 산소와 영양소의 공급을 저해하는 것으로 알려져 있다.

수유부의 식생활과 영양관리

모유는 영아를 위한 최선의 식사이다. 모유는 유아의 성장에 적합한 성분을 가지고 있어서 아이의 성장과 발달에 가장 이상적일 뿐 아니라 수유부에게도 많은 이점이 있다. 유아는 출생 후 성장 속도에 따라 영양소 필요량이 달라지는데 모유는 유아에게 가장 적합한 영양소를 공급할 수 있다. 아기가 성장함에 따라 모유의 분비량과 성분도 함께 변화한다. 모유는 유당, 단백질, 지방, 비타민, 무기질 그리고 다양한 성분들로 이루어져 있으며 모유 조성은 우유와 다르다. 초유(初乳)와 성숙유의 성분은 다르며, 모유의 성분은 아기의 성장에 따라 변화한다. 따라서 초유를 반드시 먹이는 것이 좋다.

모유 분비량은 수유 초기에는 매우 적은 양이 분비되다가 차츰 증가해 2~3개월 정도 경과하면 분비량이 최고치에 달한다. 모유 분비량은 수유부의 영양 상태가 양호하다면 하루 약 750*ml* 정도이다.

출산 직후 2~3일 동안 처음으로 생성되는 모유를 초유라고 하며 노란색의 진한 액체이다. 초유는 성숙유에 비해 단백질 함량이 높고 지방과 유당의 함량이 적어 에너지 함량이 낮다. 그러나 β-카로틴 함량이 높아서 노란색을 띠며, 나트륨 · 칼륨 · 염소 등의 무기질이 성숙유보다 많이 함유되어 있다. 초유에는 질병으로부터 아기를 보호할 수 있는 면역물질이 많이 함유되어 있어서 아기를 호흡기계와 소화기계 질병으로부터 보호해 준다. 또 태변 배설을 도와 주고 장을 튼튼하게 해 준다. 성숙유는 출산 후 30일 이후에 분비된다.

모유의 성분 중 모유 속의 단백질인 락토알부민은 영아의 위 속에서 부드럽게 응고되고 소화가 잘 된다. 락토페린은 박테리아의 성장을 감소시키며 면역글로불린(immunoglobulin)과 같은 면역 반응을 일으키기 위한 중요한 단백질들을 함유하고 있다. 지방 소화에 유익한 타우린과 합성이 잘 안 되는 시스테인의 함량은 높고, 대사 능력이 떨어지는 페닐

표 7-3 수유가 모체에 미치는 이점과 모유의 장점

수유가 모체에 미치는 이점
- 임신기에 축적된 지질을 제거한다. - 수유는 임신과 분만에 따른 자궁의 회복을 도와 준다. - 아이와의 유대감에 도움을 준다.
모유의 장점
- 쉽게 소화된다. - 콜레스테롤 수치를 교정할 수 있다. - 모체로부터 항체를 받아서 면역 능력이 향상된다. - 모체로부터 호르몬을 받아서 대사, 장, 신경 성숙에 도움이 된다. - 항균 성분을 가지고 있다. - 아이의 성장에 따라 영양 성분이 변화한다. - 비만을 방지할 수 있다. - 모유 영양아는 인공 영양아에 비해 감기에 덜 걸린다. - 정서적인 안정감을 준다.

알라닌의 함량은 낮다. 모유 성분 중에 지방은 총 열량의 40~50%를 차지한다. 모유 영양아의 주된 에너지원이 될 뿐 아니라 필수지방산, 지용성 비타민 및 콜레스테롤의 주요 공급원이 된다. 모유 내 주요 탄수화물은 락토오스(유당)이다. 유당은 산 생성 박테리아의 성장을 촉진해 장내에 산성 조건을 조성하고 신경조직 합성에 필요한 갈락토오스를 공급해 준다. 유당은 다른 단당류에 비해 소장에서 천천히 흡수되어 장 내 이로운 미생물의 발육을 돕고 해로운 세균의 성장을 억제하며 칼슘, 인, 마그네슘, 철분의 흡수를 돕는다. 모유에는 비타민 A와 β-카로틴이 많이 들어 있는데 수유부의 식사 내용에 따라 함량이 달라진다. 모유에는 비타민 D도 일부 함유되어 있으나 유아가 충분한 일광욕을 못할 경우 비타민 D의 보충이 필요하다. 또한 모유에는 칼륨, 칼슘, 인, 나트륨 등 다량의 무기질이 충분히 들어 있으나 철분, 구리, 망간 등 혈구 생성에 필요한 미량무기질의 함량이 낮아 장기 수유를 할 경우 빈혈에 걸릴 수도 있

으니 생후 4~5개월부터는 철분을 보충해 주는 것이 좋다.

출산 후 분비되는 호르몬인 프로락틴은 모유 생성을 촉진한다. 모유의 생성과 분비 과정은 아기가 젖을 빠는 흡인력과 호르몬 및 신경반사가 관여하는 복잡한 과정이다. 아기가 젖을 빨면 흘러내림반사(let-down reflex)에 의해 유두의 신경 자극이 어머니의 뇌로 전달되어 모유의 생성 및 분비를 일으킨다. 아기가 젖을 빠는 자극이 뇌하수체 전엽에 전달되면 프로락틴의 분비를 자극해 유포세포에서 모유 생성이 촉진되는 한편, 뇌하수체 후엽에서는 옥시토신 분비를 자극해 유관 주위의 근육을 수축시켜, 생성된 모유가 유두를 통해 쉽게 분비되도록 한다. 이러한 흘러내림반사는 유두에 통증이 있거나 피로나 스트레스에 의해서 쉽게 영향을 받으므로 지나친 스트레스를 받지 않도록 조심한다.

(2) 영 · 유아기의 식생활과 영양관리

건강한 신생아는 생후 6개월이 되면 체중이 2배가 되고 생후 1년이면 3배로 증가한다. 머리 둘레도 출생 직후 남아는 약 34cm인데 1년 동안 약 12cm 가량 증가하며 이후 머리둘레 증가 속도는 점차 감소한다. 체중과 신장이 증가하면서 신체 비율도 달라져 출생시에는 머리가 몸 전체의 1/4 정도지만 시간이 경과하면서 머리의 상대적 비율이 감소하고 몸통과 다리가 차지하는 비율이 증가한다. 이 때는 일생 중 성장과 발달 속도가 가장 빠른 시기이다. 신체 내 각 장기와 기관은 성인에 비해 미성숙하며 병균에 대한 저항력과 환경에 대한 적응력이 매우 낮고, 소화 흡수 기능도 미숙하다. 정상적인 성장과 발달을 위해 단위 체중당 영양 요구량이 높기 때문에 부족시 미래의 건강에도 영향을 주게 된다.

성장은 영양 상태, 건강 상태, 기타 환경 요인을 파악하는 데 중요한 지표가 된다. 그러나 건강한 아기의 성장 유형은 다양해서 체중 증가 속도가 일정치 않다. 아플 때, 이가 나기 시작할 때, 먹는 자세가 불편할 때, 주변 환경이 불안정할 때 성장 속도에 영향을 줄 수 있기 때문이다. 전반적인 성장 유형을 바탕으로 영양 상태를 구분할 수 있어 체중이나 신장, 머리둘레의 변화가 없거나 체중이 계속 감소하면 발달 지연으로 판정한다. 생후 4개월까지는 가능한 한 우유를 공급하고, 생후 4~6개월 사이에 고형식으로의 변화를 가져오는 이유식을 시작하는 것이 좋다. 이유식을 너무 일찍 시작하면 소장이 고형음식을 소화 · 흡수하기 어렵고 고형음식으로 인한 식품 알레르기가 발생할 수 있다. 반면에 이유식을 너무 늦게 시작하면 신경계 장애, 면역 능력의 저하, 체중 증가의 지연, 빈혈 증상 등이 나타날 수 있다.

유아는 아침, 점심, 저녁, 세 끼의 식사만으로 정상적인 성장과 발육에 필요한 에너지와 영양소를 충분히 공급하기 어려우므로 간식을 필요로 한다. 하루 중 간식의 양은 유아의 체중, 나이, 소화 능력, 식욕, 생활방식, 체격에 따라 하루 에너지 필요량의 10~15% 정도가 적당하다. 2~3세에는 오전 10시와 3시쯤 하루 2회, 유아 후반기에는 오후 1회가 바람직하고, 다음 식사 2시간 전에 주어 다음 식사 섭취량에 영향을 주지 않도록 한다. 영양 보충이 주 목적이므로 에너지, 단백질, 칼슘, 비타민C, 수분이 많은 식품을 간식으로 준다. 에너지 공급을 위해서는 빵, 비스킷, 떡, 샌드위치, 고구마, 감자 등이 좋고, 단백질과 칼슘 급원으로는 우유 및 유제품, 계란 푸딩, 콩과자, 수분, 무기질 보충을 위해서는 과일 · 채소 등을 이용한 음료나 주스, 신선한 과일과 채소 등이 좋다. 사탕류, 초콜릿, 아이스크림은 충치의 원인이 되고 다음 식사에 영향을 줄 수도 있

표 7-4 영 · 유아기에 나타날 수 있는 영양 문제들

위장장애	급성 설사는 1~4일간 지속되며 심한 경우 탈수로 인해 수분과 전해질 균형이 깨질 수 있어 심각한 결과를 초래할 수 있고 딱딱하고 건조한 대변이 나타나거나 대변을 보는 횟수가 불규칙한 변비도 나타남.
젖병 치아우식증	젖병을 물린 채로 잠을 재울 때 나타나기 쉬움. 영아의 치아가 탄수화물에 노출될 때 자주 일어나며, 단음료, 과일주스, 조제유 사용도 치아우식증을 초래할 수 있음.
식품 알레르기	위장 기능과 면역기관 발달의 미성숙으로 인해 식품 알레르기가 쉽게 나타남. 4세 이하의 아동의 6~8%가 영아기부터 알레르기가 시작됨. 알레르기가 생기면 복통, 설사, 천식, 피부 발진 등의 소화기, 호흡기, 피부 질환 등이 나타남.
비만	유아 비만은 성인 비만이 될 위험이 크며, 비만 아동은 성인 비만과 관련된 질병 발생 위험도가 큼. 5~10세 비만 아동의 60%는 심혈관계 위험요소를 갖고 있는 것으로 보고되고 있으며, 당뇨 유발 위험도 큼. TV 보는 시간이나 비디오 게임 증가로 인한 활동량 저하가 원인이 됨.
유아빈혈	체내의 적혈구 수 또는 헤모글로빈이 정상치보다 감소된 상태. 1~3세의 유아 약 9%가 철분 결핍성 빈혈을 보임. 출생시 충분한 철을 체내에 저장하고 있으며, 생후 4~6개월까지는 저장 철을 이용하여 철분결핍성 빈혈이 드물게 나타나나 저장량이 고갈되는 6개월~3세에는 급속한 성장으로 철분의 필요량이 급증하기 때문에 식사를 통해 충분히 공급되지 않으면 철분 결핍성 빈혈이 쉽게 나타남.

으므로 가급적 피한다. 영 · 유아기에 나타날 수 있는 영양 문제는 〈표 7-4〉와 같다.

4. 임신 · 수유기 및 영 · 유아기의 신체 활동과 운동관리

(1) 임신부의 운동(산전 운동)

기원전 9세기 무렵, 스파르타의 임산부들은 서로 모여서 달리기도 하고 창던지기, 힘겨루기 등을 하면서 분만 중의 진통을 쉽게 극복할 수 있도록 체력을 단련시켰다고 한다. 최근에 들어와 출산에 관한 과학적 지

식이 급속히 밝혀지자 여러 가지 임산부의 운동들이 소개되고 있다. 일반적으로 임신부가 규칙적으로 운동을 하게 되면 우울증과 비만증, 고혈압 등의 성인병 또는 폐경기 이후에 골다공증 등의 발생이 현저하게 감소된다. 그뿐만 아니라 정신적인 건강에서도 운동에 대한 효과가 있다. 과거에는 임신 중에 운동을 한다 하면 어쩐지 꺼려하는 경향이 있었다.

하지만 최근의 과학적인 연구 결과, 건강한 임산부의 적당한 운동은 조산이나 태아의 건강을 위태롭게 하는 임신 중의 합병증에 전혀 영향을 미치지 않는다는 것이 증명되었고, 또 운동을 즐기는 임산부들이 급격히 늘어가기 시작했다. 실제로 미국 각 도시의 큰 병원에는 임산부들을 위한 운동센터가 마련되어 있어 산전 · 산후 운동이 활발하게 이루어지고 있으며, 우리나라에서도 많은 임산부들로부터 임신 중의 운동에 대해 관심을 나타내고 있다.

임신 중에 즐기는 적당하고 규칙적인 운동은 지구력과 인내심을 키워 준다. 강력해진 복부 근육과 함께 분만을 용이하게 해 주고, 임신 중이나 분만 후에 흔히 발생되는 요통도 예방 또는 감소시켜 준다. 또한 체중 조절에도 도움이 되고 자세가 항상 바르며, 임산부들에게 흔한 변비를 예방해 주기도 한다. 임신 중의 규칙적인 운동은 분만 후에도 회복을 빠르게 해 주고 좋은 건강 상태를 유지할 수 있게 해 주며, 피로감을 느끼지 않고 항상 기분이 상쾌해 다른 사람에게도 건강하고 좋은 체격으로 보일 수 있다. 그뿐 아니라 분만 중에 젖산이 혈액에 쌓이는 것을 막아 줌으로써 탯줄의 산성증을 방지하고 태아의 위험성을 감소시켜 준다.

임신 중에 매일매일 규칙적으로 적당한 운동을 하면 분만 시에 필요한 체력이 미리 발달되어 출산의 두려움을 없앨 수 있다. 따라서 분만을 쉽게 해 준다는 것에 중점을 두고 임신부 운동을 구성해야 한다. 또한 산모와 태아의 건강을 유지하고, 정신적인 자신감까지 길러 주는 등 여러 가지 유익한 점을 갖고 있다.

산전 운동을 하면 분만시에 복부 근육을 많이 사용하는 분만 2기가 짧아지므로 쉽게 분만할 수 있다. 운동량은 임신 전의 체력보다 약간 낮춰서 운동하는 것이 원칙이다. 아무리 격렬한 운동을 많이 했던 여성일지라도 일단 임신을 하게 되면 계속해서 격렬하게 운동을 하지 말고 강도를 줄여야 한다.

(2) 수유부의 운동(산후 운동)

임신과 출산으로 인해 일어난 신체적 변화가 다시 임신 전의 원상태로 되돌아오려면 약 4~6주가 걸린다. 이 기간을 산욕기라고 하는데 산후 운동 또는 산욕기 운동은 이 기간 중의 빠른 산후 회복과 건강한 신체로의 원상 복귀를 위해 고안된 것이다. 사람마다 임신과 분만에 대한 반응이 다르듯이 산후 운동에 대한 효과와 반응도 사람마다 차이가 있다.

산후 운동의 효과

분만 후에도 계속적인 운동을 하는 여성은 항상 기운이 넘쳐흐르고 기분이 상쾌해지고 외모도 좋아 보인다. 그리고 산후 운동은 근육의 탄력과 힘을 좋게 유지시켜 주고 인내심을 강하게 하고 분만 후의 요통 발생을 예방해 준다. 먼저 산후 운동은 분만 전 즉 임신 중일 때보다 좀더 강한 운동을 해도 좋으나 임신 전보다는 덜 강하게 해야 한다. 그리고 너무 빨리 위아래로 뛰는 점프 운동이나 충격으로 진동이 심한 운동은 관절이나 허리를 상하게 할 수 있으므로 삼가는 것이 좋다.

산후 신체 변화와 운동

산욕기에 있는 여성의 심장 및 순환기 계통의 장기는 아직도 더욱 많은 일을 해야 하고 결합조직도 계속 늘어나 있는 상태이므로 관절은 아직 불안정하다. 또 몸의 중심은 다시 바뀌어 있어 균형을 유지하기가 힘들다. 그리고 체중이 증가되어 있으며 체격이나 외모가 변했고 정서마저 불안정해 변화가 심하다. 이뿐만 아니라 새롭게 경험하는 여러 가지 변화도 있을 것이다. 즉 아기를 들어올릴 때나 안고 있을 때 허리에 부담이 많이 가게 되고, 충격이 심한 운동을 하면 유방이 쉽게 아프며 복부 근육의 탄력과 힘이 예전 같지 않음을 느낄 수 있을 것이다. 그러므로 산욕 기간 중의 여러 가지 산후 회복을 위한 이러한 신체 변화를 염두에 두고 위험 부담 없이 선택해야 한다. 즉 심장 및 소화기의 변화, 유방과 근골격의 변화 등을 고려해서 운동을 실시해야 한다. 또한 수유부는 수유와 수유 사이 시간엔 유방이 충만되어 상당히 무거워져 있으므로 이때 격렬한 운동을 하면 유방을 지탱하는 조직에 무리가 가서 통증을 느끼게 된다. 그러므로 모유를 먹이는 여성들은 운동 전에 수유를 하고 나서 시작하는 것이 현명하다. 그래야만 유방의 무게가 줄어 운동 중 유방의 통증도 방지할 수 있고 또한 운동 도중에 수유를 해야 하는 불편도 없을 것이다.

키겔 운동과 골반 근육 강화

분만 후에는 자연적으로 질과 요도 주위를 지탱하는 조직들이 느슨하게 이완된다. 또 이와 더불어 태아가 질을 통과해서 분만되는 도중에 질벽은 심하게 이완되어 있다. 이 경우 대부분의 여성들은 시간이 지남에 따라 별 문제 없이 지나게 되지만 일부 여성들은 밑이 빠지는 것 같은 골반 부위의 압박감을 느끼게 되고, 기침 또는 재채기를 하거나 뛸 경우 소변이 새어나오는 요실금 증세를 일으키게 된다. 또 어떤 여성들은 분만 후 질이 너무 확대되어 성감(性感)에 이상이 있다고 느끼거나 아니면 그런 걱정을 한다.

이런 증상은 질과 요도 주위의 근육을 율동적으로 수축시키는 키겔 운동으로 근육을 강하게 하고 교정시킬 수 있다. 이 때에 강하게 해야 할 근육은 소변을 보다가 중간에 갑자기 그치려고 할 때 힘이 들어가는 근육이다. 그러므로 실제 소변을 보고 있을 때가 이 키겔 운동을 하기에 가장 적합한 시기이다. 즉 소변을 볼 때마다 근육을 수축시켜 소변을 5~6초 동안 중단하며 5~6회 반복하면 된다. 또 일단 소변을 다 보고 난 후에도 5~6회 정도 근육을 수축시키는 연습을 하고 이렇게 하루 200회 정도 반복하는 것이 효과적이다. 책을 읽으면서 또는 TV를 보면서도 할 수 있다. 이 운동은 근육이 수축되는 것을 실제로 보면서 하는 것이 아니므로 어떤 여성들은 수축을 제대로 하지 못하는 경우가 있다. 즉 손가락 하나 또는 둘을 질 내에 삽입하고 키겔 운동의 근육 수축을 하면 손가락으로 질이 수축되는 것을 쉽게 느낄 수 있다.

(3) 영 · 유아기의 운동

일반적으로 생후 만 1세 미만을 영 · 유아기라 하고, 만 4주 미만을 신생아라고 하며, 1세 이상을 학령기까지의 어린이를 유아라고 한다.

생후 만 1세 정도 영 · 유아기의 운동

이 시기에는 수용기의 기능 또는 구심성 신경을 통한 수용의 분석, 종합, 기억을 담당하는 중추신경의 작용 등을 도와 줄 수 있는 운동이 효과적이다. 생후에 이러한 수용기의 기능이 발달하는데 영 · 유아기가 중요한 시기이기도 하다. 즉 본다, 듣는다, 만진다, 움직임을 안다, 맛 등을 느낀다든가, 여러 가지 느끼는 기능의 중요한 취득기가 영 · 유아기이기 때문이다. 그러므로 영 · 유아기에는 이러한 수용 감각의 기능이 약해지지 않도록 도와 주는 운동이 효과적이라고 볼 수 있다. 수용기의 능력을 도와 줄 수 있는 운동 등에는 감각운동(sensory movement) 등이 있다. 구심성 신경 회로를 자극시킬 수 있는 운동들이다.

① 피부 자극운동

우유를 마시게 하거나, 기저귀를 갈아 줄 때, 아기를 안아줄 때, 옷을 갈아입힐 때, 일광욕 · 외기욕, 가벼운 마사지 등으로 피부를 자극시키는 운동이 효과적이다. 예를 들어, 기저귀를 갈아줄 때, 다리를 쭉 펴는 신전 운동을 시킨다거나, 다리를 주무르거나 사지를 펴 주는 스트레칭은 효과적인 피부와 근육 자극운동이 된다.

② 눈의 자극운동

중요한 감각운동 중의 하나이다. 아기와 눈을 마주치고 웃는다든가, 장난감을 보여 준다. 아기가 누워 있을 때 일정 방향의 빛이나 장난감을 고정시켜 두는 것은 좋지 않다. 움직임이 있는 변화가 있는 것이 바람직하다. 생후 1년 간 시력의 발육 과정에서 강한 빛의 자극을 피해야 한다.

③ 귀의 자극운동

사람의 직접적인 언어 자극을 놀이운동과 함께 듣게 하는 것이 효과적이다. 기기음에 의한 자극은 제외시키는 것이 좋다. 자연음을 들려 주는 것이 바람직하다.

④ 근육의 자극운동

자세운동, 손가락, 손운동 등을 시킨다. 기고, 서고, 걷는 등의 발달 순서에 따라 운동을 시키고, 운동의 질을 바르게 하고 양을 늘려 나간다. 아기 체조나 유아 운동 등이 효과적이다.

유아기의 운동

유아기의 운동은 놀이운동을 중심으로 이루어지는 것이 효과적이다. 즉 감각놀이운동, 수용놀이운동, 구성놀이운동, 구성놀이운동, 모방놀이운동들이 포함된다.

유아기 운동은 장차 인간 형성에 도움이 될 수 있는 내용으로 구성하는 것이 바람직하다. 따라서 유아기 운동의 목적은 다음의 다섯 가지 항목이 포함되어야 한다.

① 신체적 발육 촉진

② 운동 기능 발달 촉진

③ 내장 기능의 향상과 건강 증진

- 근육 강화
- 혈관 운동신경 기능 향상
- 심박출량 증대

④ 사회적 성격 육성

⑤ 안전 능력의 향상

유아기의 운동 내용

① 걷기, 뛰기, 뛰어오르기 : 일상 생활 운동

② 던지기, 당기기, 밀기, 구르기 : 일상 생활 운동

③ 달리기, 치기 : 일상 생활 운동

④ 릴레이, 편 나누어 놀기 : 집단놀이 운동

⑤ 미끄럼틀놀이, 그네타기, 시소놀이 : 고정기구놀이 운동

⑥ 공놀이, 상자놀이, 망놀이 : 이동도구 놀이 운동

⑦ 리듬놀이 운동

⑧ 운동기구 이용 놀이 운동

⑨ 사이좋게 놀고 규칙을 지키고 안전하게 노는 운동

유아기의 운동 성격

① 기초운동 능력

- 평형성 기르기 운동
- 유연성 기르기 운동
- 순발력 기르기 운동
- 지구성 기르기 운동
- 협응성, 조정력 기르기 운동
- 민첩성 기르기 운동
- 기타 요소 기르기 운동

② 정신적 요소

- 자신감, 적극성, 자립심 기르기 운동
- 의지력, 용기, 참을성 기르기 운동
- 집중력, 주의력, 판단력 기르기 운동
- 협동력, 역할 등의 이해성 기르기 운동(이영숙, 2006)

제8장

학령기와 청소년기의 건강관리

1. 학령기와 청소년기의 발달 특성

영 · 유아기에는 태어나면서부터 갖춰진 성숙의 메커니즘에 의해 발육 · 발달이 이루어지는 경향이 강했지만, 아동기에는 신체가 환경과의 상호작용의 영향을 계속 받기 때문에 환경이 신체에 미치는 영향을 수용하는 능력도 높아지고, 생활 방식이 신체의 발육 발달에 더 많이 관여하게 된다. 그러나 아동기 이후에는 일상적인 생활 활동에서의 기능 발휘만으로는 현재 유지되고 있는 기능 향상을 위한 자극으로서 불충분하며, 현재 가지고 있는 수준 이상의 기능 발휘가 기능 발달에 필요하게 된다. 이와같이 아동 · 청소년기의 기능 발달 메커니즘은 유아기와는 명확히 다르다. 아동기 말 무렵부터 다시 형태 발육이 촉진되어 영아기 다음으로 일생에서 두 번째로 급격한 발육이 나타난다. 이른바 '사춘기의 발육 촉진(adolescent growth spurt)' 현상이다. 인간으로서 생리적으로 성숙되어 성인기로 접어들게 된다. 아동기 이후의 급격한 발육 발달의 제어에 크게 관여하는 것은 유전과 환경의 상호작용에 의해 제어되는 내분비(호르몬)이다.

(1) 형태 발육

신장 발육

[그림 8-1], [그림 8-2]는 6~20세까지의 신장 발육곡선과 발육 속도곡선을 나타낸 것이다. 남자는 9~12세, 여자는 8~10세에 발육치 곡선이 위쪽으로 凹형(오목) 발육이 가속되고 있음을 추측할 수 있다. 이 발육 가속 현상을 '사춘기의 발육 촉진' 이라고 하며, 영아기에 이어 두 번째 맞이하는 '제2발육 촉진 현상' 이다. 이 시기의 최대 발육 속도를 peak velocity(PV), 최대 발육 속도 출현 연령을 peak age(PA)라고 하는데, 이것은 인간의 발육 특성을 보여 준다는 점에서 중요한 의의를 갖는다. PA의 경우 남자가 여자보다 약 2년 늦지만 PV는 약 1cm 정도 크다. 즉 형태적 성숙은 여자가 남자보다 약 2년 정도 빠르다는 것을 뜻한다. 여자는 남자보다 발육 촉진이 빠르게 시작되며 빠르게 종료된다. 이러한 발

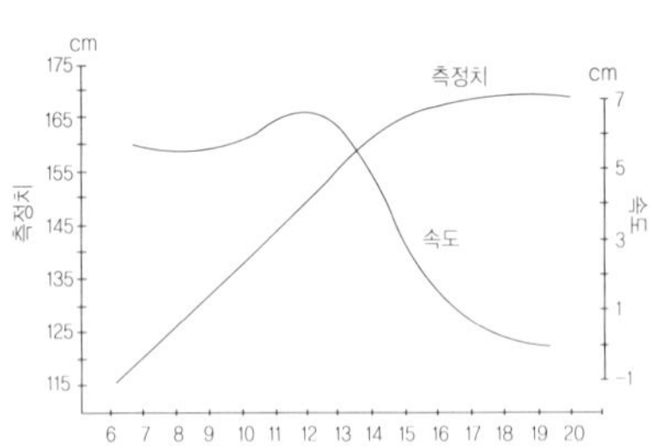

그림 8-1 신장의 발육 : 남자

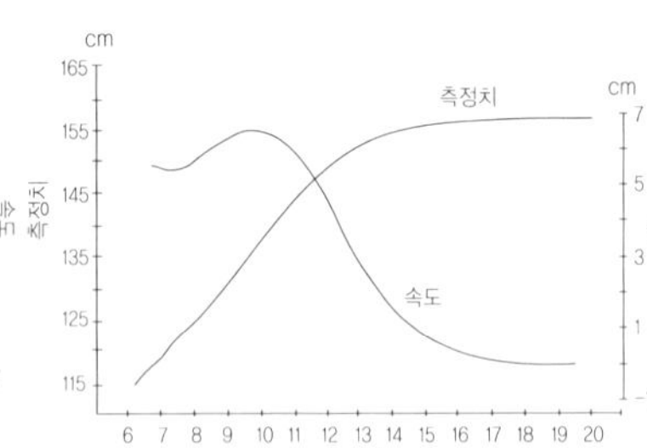

그림 8-2 신장의 발육 : 여자

육의 조숙성으로 인해 여자가 남자보다 형태적으로 큰 시기가 있는데, 신장은 12세에 여자가 남자보다 크고 다른 연령에서는 남자가 크다.

체중 발육

체중 발육의 경우, 6세 이후 남녀 모두 발육 속도의 증대에서 알 수 있듯이 가속적 발육이 나타난다. 최대 발육 속도(PV)는 남자 12~13세 무렵, 여자 10~11세 무렵에 나타나며, 이후 발육 속도는 급격히 감소해 남자는 발육 속도가 마이너스로 되지 않으나, 여자는 17세 무렵에 발육 속도가 마이너스로 되어 체중의 감소 경향이 나타난다(그림 8-3, 8-4).

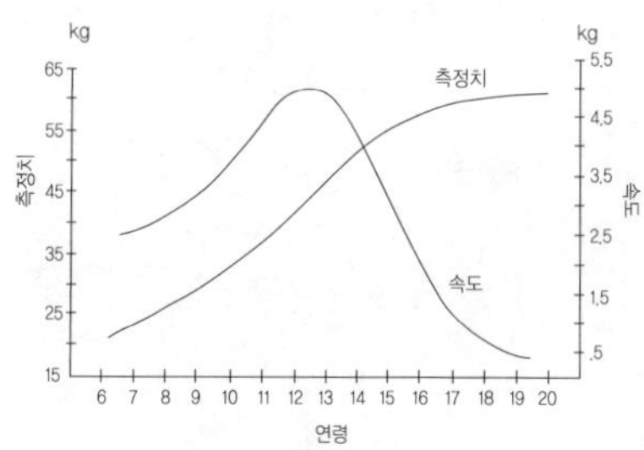

그림 8-3 체중의 발육 : 남자

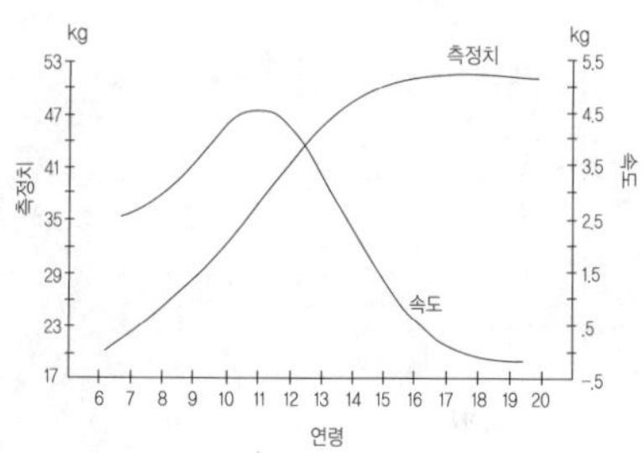

그림 8-4 체중의 발육 : 여자

체중은 신장과 달리 환경의 영향을 많이 받는다. 즉 매일의 섭취 열량과 소비 열량의 관계에 따라 변화된다. 따라서 발육기 이후에도 매일의 생활 활동 정도에 따라 체중이 변화된다. 이러한 급격한 체중 발육 촉진에는 골격의 발육, 근조직의 발육 등 이른바 활성조직의 발육 촉진이 크게 관여한다. 남녀 모두 연령 증가에 따라 증가 경향을 보이지만, 남자 12세 무렵, 여자 11세 무렵까지는 발육치 곡선이 위쪽으로 오목(凹) 형태를 보이고 발육 속도 곡선도 증가하고 있는 것으로 보아 그 증가 경향이 매우 가속적이라고 할 수 있다. 이후에는 발육 속도가 계속 감소되고 발육치는 증가 경향을 유지한다. 연령 증가에 따른 체지방량의 변화는 PA에 성차가 보일 뿐, 증가 경향에서는 성차가 보이지 않는다.

흉위 발육

흉위 발육의 경우, 남자는 13세 무렵, 여자는 11세 무렵에 PA가 나타난다. 남녀 모두 체중의 PA는 신장보다 약간 늦고 흉위는 남자의 경우에 체중보다 조금 늦다. 그러나 그 차이는 별의미가 없다. 여자는 흉위의 PA가 체중이나 좌고의 PA보다도 빠르다(그림 8-5, 8-6).

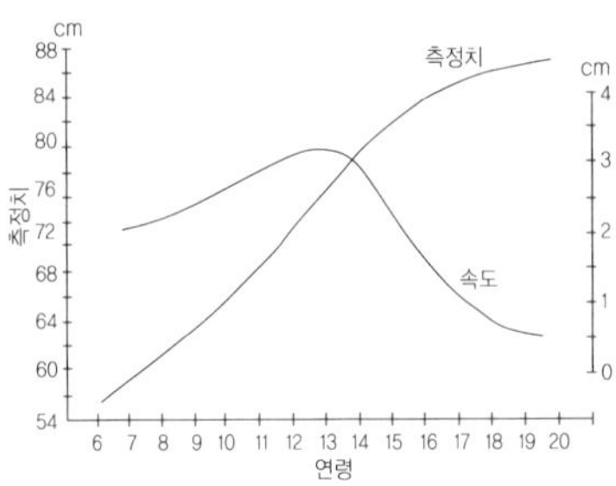

그림 8-5 흉위의 발육 : 남자

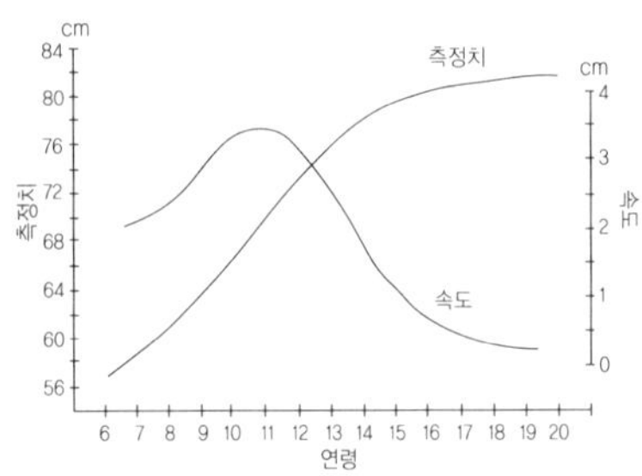

그림 8-6 흉위의 발육 : 여자

(2) 신체 기능 발달

유아기까지의 생활 경험을 토대로 아동기에는 사회적 · 심리적 · 신체적으로 활동 범위가 커지고 여러 가지 경험을 축적한다. 형태적으로는 급격한 발육이 계속되어 가는 과정에 있으며, 특히 일생에서 두 번째로 급격한 발육이 일어나는 시기이다. 그만큼 신체의 모든 기능 또한 급격한 발달을 보이는 시기이기도 하다.

신경 기능

연령 증가에 따른 대뇌 중량의 변화는 2세까지는 남녀 모두 급격한 발육을 보이지만, 2~5세에는 발육의 기울기가 둔화되기는 하지만 6세 이후와 비교할 때 발육 기울기가 매우 크고 역시 급격한 발육이 실현된다는 것을 알 수 있다. 발육 속도는 3세까지 급격한 감소를 보이며, 이후 5세까지 감소 기울기가 둔화된다. 형태적으로는 10세 무렵에 성인 대뇌의 90% 이상 완성에 근접하게 된다. 성인의 대뇌 중량은 약 1,400g(남자), 약 1,300g(여자)인데, 4세 이후부터 15세 무렵까지는 남자가 여자보다 빠르게 성숙된다고 볼 수 있다. 17세 무렵에는 남녀의 성숙도가 거의 같아지며, 이후 천천히 증가가 계속되어 20~25세에 최대치에 도달한다.

순환 기능

연령 증가에 따른 심장 중량은 3세 무렵까지의 증가 경향은 급격하지만, 발육곡선이 위쪽으로 볼록(凸) 형태를 보이는 것을 고려할 때 발육 속도는 감소하면서 증가하는 경향을 보인다. 6세 무렵까지는 남녀 모두 거의 직선적으로 중량이 증대되며, 형태의 확대와 심근의 발육이 현저하다. 이후 여자는 15세 무렵까지, 남자는 17~18세 무렵까지 발육곡선이 위쪽으로 오목(凹) 형태의 경향을 보이면서 발육이 가속된다.

연령 증가에 따라 심박 수(분)도 변화하게 되는데, 심장의 형태적 발육과 함께 심장 활동의 효율도 향상되어 적은 수축 횟수로 필요한 혈액량을 적절하게 보낼 수 있게 된다. 1회 박출량은 12세 때 남자는 성인의 73%, 여자는 88%에 달한다. 증대 경향과 1회 박출량에서의 성차가 연령 증가에 따라 점차 확대되어 가는데, 7세 무렵부터 심박 수의 성차가 나타나며, 일반적으로 여자의 심박 수가 남자보다 많다. 그것은 여자의 1회 박출량이 남자보다 적다는 것을 의미한다.

연령 증가에 따른 혈압의 변화를 보면 남자는 10세 무렵, 여자는 8세 무렵부터 수축기 혈압의 가속적인 증가가 나타난다. 맥압도 남자는 14세, 여자는 12세 무렵까지 현저한 증가를 나타내고, 심장 수축에 의해 혈액에 가해지는 힘의 증대가 예상된다. 남녀 간에 맥압은 5㎜Hg 정도의 차이를 보이며, 남자의 심장 수축력이 여자의 심창 수축력보다 크다. 심장의 형태적 및 심근 수축력의 성차가 심박 수나 혈압 성차의 원인이 된다고 볼 수 있다.

호흡 기능

남녀 모두 연령 증가에 따라 폐활량이 증가된다. 즉 폐에서 흡입 가능한 공기량이 연령 증가와 함께 증대되는 것이다. 6세에도 약간의 성차를 보이지만, 이 성차는 연령 증가와 함께 점차 확대되어 20세에는 약 1,500*ml* 정도까지 증대된다. 호흡에 의해 흡입 가능한 흡기량에는 폐 자체의 형태적 크기는 물론, 폐의 확장과 수축이 흉곽(胸廓)의 호흡 근육의 이완과 수축에 의한 것이므로 호흡근 기능도 관여한다. 즉 흉곽의 형태적 크기와 호흡근의 발달이 공기의 흡입과 배출에 크게 관여한다고 할 수 있다.

연령 증가에 따른 호흡 수(매분)의 변화는 남녀 모두 사춘기 발육 촉진의 종료 시점까지는 가속적으로 급격한 감소를 보인다. 이 경향은 남자의 호흡 수 곡선이 12세 무렵까지 위쪽으로 볼록(凸) 형태로의 감소를 나타낼 정도로 현저하다. 그리고 10세 무렵부터 점차 성차가 확대되는 경향을 나타내며, 15세 무렵에 나타나는 성차가 이후에도 계속된다. 즉 남자의 호흡 수는 여자보다 2~3회 적은 경향이 이후로도 지속되는 것으로 추측할 수 있다.

한편, 연령 증가에 따른 최대 산소섭취량의 변화는 그 양이 크면 클수록 더 길고 더 격한 활동에 적응할 수 있게 된다는 것을 시사한다. 이 능력은 호흡 기능 및 순환 기능의 공동 작용 기능도 나타낸다. 남녀 모두 6세 이후 사춘기 발육 촉진의 종료 시기까지 최대 산소 섭취량의 가속적 증가를 보인다. 예를 들어 체중이 무거운 사람은 더 많은 산소를 섭취하고 그것을 소비하며 생활하기 때문이다. 여기서 최대 산소 섭취량과 체중의 상관성이 높다는 것을 쉽게 이해할 수 있다.

산소를 섭취하지 않고 어느 정도 에너지 소비를 할 수 있는가의 호흡 · 순환 기능의 경우 남녀 모두 연령 증가에 따라 증가되지만 증가 경향에는 큰 성차가 있다. 즉 남자는 9세 무렵부터 가속적 증가가 시작되어 13세 무렵까지 계속되지만, 여자는 남자와 같은 가속적 증가 경향은 보이지 않고 반대로 6세 이후부터 20세까지 감속적 증가가 일관되게 지속된다.

신체 조성의 변화

Lean body mass(LBM)의 연령 변화는 남자는 12~13세까지, 여자는 11세 무렵까지 플러스(+)의 속도 증대를 보여 제(除)지방 체중의 가속적 증대 경향을 보인다. 즉 사춘기 발육 촉진 기간에는 신장에서의 가속적 발육과 평행하여 제(除)지방 체중의 증대가 촉진된다. 결국, 이 시기는 근육 · 골격 등의 활성 조직의 발육이 왕성해지면서 제지방 체중의 증가 촉진이 나타나는 것이다.

체지방의 경우, 연령 증가에 따라 제지방량이 증대되므로 체지방량은 상대적으로 감소된다. 남녀 모두 사춘기 발육 촉진기에서의 가속적 증가 경향이 나타나지만, 남자는 오히려 사춘기 전기, 신장의 최대 발육 속도 출현(평균 약 12세) 이전의 가속적 증가가 현저하며, 신장의 최대 발육 속도 출현 이후는 감속적 증가 경향을 보인다. 반대로 여자는 사춘기가 가까워짐에 따라 체지방량의 가속적 증가 경향이 현저해진다. 6~7세 무렵에는 남자의 체지방량이 여자보다 크지만, 이 성차가 여자의 가속적 증가 경향에 의해 점차 감소해 여자의 형태 발육, 골 성숙, 성 성숙이 완료에 가까워지는 16세 무렵부터 여자의 체지방량은 남자를 상회하게 된다.

연령 증가에 따른 피하지방의 변화 경향은 부위에 따라 다르다. 상완 배부의 피하지방 두께는 3세부터 여자가 남자보다 크며, 남자에게서는 거의 직선적으로 완만한 증대 경향을 보이는 데 비해, 여자에게서는 사춘기 발육 촉진의 출현과 평행해 가속적 증대 경향을 보인다. 따라서 사춘기부터는 성차가 일방적인 확대 경향을 보인다고 할 수 있다. 그러나 견갑골 하각부의 피하지방 두께는 여자가 거의 직선적인 증대 경향을 나타내는 데 비해, 남자는 12~13세 무렵까지는 여자와 거의 같은 기울기로 증대 경향을 나타내다가 이후에는 증대의 기울기가 감소된다. 따라서 3세 때에 이미 나타난 여자가 남자보다 크다는 성차가 12~13세까지는 유지되지만, 이후에는 성차가 더욱더 커진다.

근 기능

6~7세에는 남자가 여자를 약간 상회하는 정도이지만, 연령 증가에 따라 증가 경향의 성차가 확실해진다. 즉 남자는 10세까지 거의 직선적으로 급격한 비율의 증가를 보이다가 10~11세에 증가 경향이 약간 둔화되

지만 곧 가속적 증가 경향이 나타나고, 14세 이후에는 다시 직선적으로 급격한 증가 경향을 보인다. 그리고 18세 무렵에 근량의 체중에 대한 비율이 최고조에 이르며, 이후에는 감소된다. 즉 18세까지는 체중의 발육에 근조직의 발육이 크게 관여하는 것으로 볼 수 있다. 이것은 체중의 증가 경향보다 근중량의 증가 경향의 기울기가 급격함을 나타낸다. 그러나 18세 이후 근중량의 체중에 대한 비율이 감소하는 것은 체중 증가의 경향보다 근중량의 증가 기울기가 완만해지는 것을 의미하며, 18세 이후에는 근조직의 발육이 둔화된다고 볼 수 있다.

이에 반해, 여자는 12세까지는 남자와 비교해 증가 경향의 기울기가 극히 완만하지만 증가 경향이 계속되며, 12세 무렵까지는 근조직의 발육이 체중 발육의 기울기보다 다소 크다고 볼 수 있다. 12세 이후에는 천천히 감소해 18세 이후에는 그 감소가 가속되는 경향을 나타낸다. 특히 여자의 경우 근량의 체중에 대한 비율의 연령 증가에 따른 변화는 모든 연령에서 위쪽으로 볼록(凸) 형태의 곡선을 나타낸다. 즉 12세까지의 증대는 감속적 증가이고, 12세 이후의 감소는 가속적 감소 경향을 보인다. 6세 때에는 남자가 여자보다 근중량이 크고 비슷한 정도의 차이를 유지하지만 남녀 모두에게서 거의 직선적인 증가가 8세까지 계속된다. 이후 증대 경향이 가속되어 여자는 11세, 남자는 13세 무렵까지 가속적 증가가 계속된다.

여자의 가속적 증가 경향이 종료되고 감속적 증가로 이행하기 시작하는 때부터 성차의 확대 경향이 보인다. 여자의 경우 근중량의 최대치는 17세 무렵에 도달되고 이후는 감소된다. 이에 반해 남자의 근중량은 감속적 증가 경향이 13세 무렵에 이행되지만, 여자와 비교하면 매우 급격한 증가 경향이 19~20세까지 계속된다고 추측할 수 있고, 근중량의 최대치는 19~20세에 나타난다. 남녀 모두 청년기에 근중량의 최대치에 도달하는데, 그 때까지 가속적 증대에서 감속적 증가로 이행하는 과정을 거친다. 이 감속적 증가 경향을 보면 감속의 정도는 여자가 남자보다 크기 때문에 사춘기 이후 현저한 근중량의 성차가 나타난다. 종합적으로 이 시기에 대해 정리해 보면 다음과 같다.

아동기 · 청소년기는 비교적 안정된 발육 발달이 이루어졌던 유아기에 이어서 다시 급격한 발육 · 발달이 나타나고, 그것이 정지에 가까워지거나 또는 정지되는 시기이다. 발육 · 발달이 정지되는 것은 정지 이전에 최고조(peak)에 도달한다는 것을 의미한다. 즉 여러 종류의 신체적 속성이 최고조에 접근하거나 최고 수준에 도달하기 시작하며, 이 때부터 저하 경향이 시작되는 속성까지도 나타난다.

아동 · 청소년기는 인간의 일생에서 형태적으로나 기능적으로 가장 충실하게 발육 · 발달이 실현되는 시기이다. 출생 직후 정도의 급격함은 아니지만 최고조에 도달하기 전에 재차 급격한 발육 발달이 나타나는데, 이 급격한 발육 현상을 사춘기 발육 촉진이라고 한다. 이 사춘기 발육 촉진은 개체의 발육 특성을 나타내는 중요한 발육 현상으로서 발육 · 발달 연구에서 많이 다루어진다. 급격한 발육 · 발달 변화가 실현되는 시기이기 때문에 개인차도 크고, 발육 · 발달 속성 간의 차이도 크며, 저하 경향을 보이는 신체적 속성도 나타나게 된다.

출생 직후의 급격한 발육 현상은 주로 인간이 태어난 이후 살아가는 환경의 급격한 변화에 대한 적응으로서 나타나는 것이지만, 사춘기인 이 시기의 급격한 발육 · 발달은 성숙과 밀접하게 관련되어 있다. 즉 골 성숙, 성 성숙은 성숙 단계에 도달하며, 성 기능은 최고조에 도달한다. 그리고 사춘기의 발육 촉진이 개개인에게 나타나는 데에는 호르몬 분비의 변화도 깊게 관여한다. 또한 호르몬 분비의 변화는 근력 발달 등의 기능 발달에도 깊이 관여하며, 호르몬 분비의 변화에 의해 지적 · 신체적 · 사회적 측면에서 성차가 명확해진다. 청소년기 이후에는 개체의 많은 기능이나 형태조차도 감소 또는 저하 경향을 나타내는 것이 일반적이다. 따라서 아동기 · 청소년기에 도달한 최고 수준이 이후의 일생에서 저하된 신체적 기능을 개선하려고 할 경우, 개선 가능한 개인 수준의 상한선이 된다. 즉 청소년기에 도달한 최고 수준을 초월할 정도까지 저하된 기능을 회복하거나 개선하는 것은 불가능하다는 것을 의미한다. 이러한 측면에서, 청소년기에 가능한 한 높은 수준까지 신체의 모든 기능을 끌어올리는 노력은 전 생애에 걸쳐 개체의 신체 기능을 더 높은 상태로 유지할 수 있는 가능성을 높이는 데 도움이 될 것이다.

2. 학령기와 청소년기의 건강 이슈

(1) 아동 학대

학대란 협의로는 신체적인 것으로서 보호자가 아동에게 완력을 사용해 가해하는 모든 형태의 신체적 공격행위를 말하며, 광의로는 비신체적인 정서적 · 심리적 · 성적 및 사회적인 위협과 방임의 모든 것을 포함한다. 아동 학대는 보호자를 포함한 성인에 의한 18세 미만 아동의 건강과 복지를 해치거나 정상적 발달을 저해할 수 있는 신체적 · 정서적 · 성적 폭력, 가혹행위 및 유기와 방임을 말한다. 신체적 학대로는 구타 · 폭력 · 감금이 포함되며, 정서적 학대로는 애정과 관심을 주지 않기, 아동

앞에서 부부 싸움, 감금, 묶어두기가 포함된다. 언어적 학대로는 욕하거나 고함을 지르는 행위, 모욕 등이 있으며, 성적 학대로는 근친상간, 강간, 아동의 생식기를 가지고 놀리는 행위 및 다른 성적 행위 등이 포함되고, 방임에는 굶기기, 학교 보내지 않기, 적절한 수면과 안전 감독의 불이행, 의료적 치료행위 방치 등이 있다.

아동 학대의 원인으로는 아동 양육에 대한 지식 부족과 같은 부모의 미성숙, 자녀에 대한 지나친 기대, 가정의 잦은 위기, 정서적 욕구 불만, 사회적 고립, 부모가 어릴 때 받은 학대 경험, 알코올 중독, 약물 중독 등 다양한 요인들이 있다.

아동 학대의 예방을 위한 방안으로는 학대와 방임의 발견과 신고의 의무화, 한국아동학대예방협회와 같은 조직을 통한 체계적인 아동 학대 예방사업의 확대와 이를 통한 상담 및 치료, 예방에 관한 활동과 각종 홍보, 연구사업을 통해 학대받거나 학대의 가능성이 있는 아동을 보호할 수 있는 관련 서비스 제공, 전담기관의 육성이 필요하다.

(2) 월경전증후군

월경전증후군(Premenstrual Syndrome: PMS)이란 월경 전 기간 동안에 일상적 활동을 방해할 정도의 신체적 · 정신적 및 행동 증상들이 나타나는 것으로, 원인으로는 에스트로겐과 프로게스테론과 같은 호르몬의 변화를 들 수 있으며, 행동과 감정의 변화, 하지부종, 유방 압통, 체중 증가, 식욕 변화, 두통, 피로 등의 증상이 나타난다. 이에 대한 중재요법으로는 스트레스 조절, 식이요법, 운동요법, 요가, 지압요법, 마사지요법, 약물 적용 등 다양한 방법이 있다.

(3) 미혼모, 십대 임신

미혼모란 법적으로 결혼하지 않은 상태에서 아기를 임신했거나 분만한 여성을 말한다. 2005년 여성가족부의 미혼모 현황 및 욕구조사에 의하면, 피임 실패나 피임을 하지 않아 원치 않는 임신을 한 경우가 82%였으며, 임신된 이유로는 '교제 중 원치 않게 임신'이 66%, '피임 실패'가 16%로 나타났다. 이러한 미혼모들의 문제점은 미혼모의 저연령화 현상으로 모성의 신체적인 미성숙, 분만에 대한 무지, 사회경제적인 요인, 양육의 어려움, 부적절한 산전간호, 사회와 가정과 동료로부터의 부정적 인식과 냉대 등으로 이는 산모와 태아 모두에게 부정적인 영향을 미치게 된다.

(4) 음주

알코올은 위와 소장을 통해 혈액 내로 흡수되어 뇌와 장기 그리고 체조직에 영향을 미친다. 알코올은 간에서 분해되어 아세트알데히드로 변화되어 두통, 구토, 숙취를 유발하고 수면 양상에도 변화를 주어 숙면을 방해한다. 과음은 절제를 잃고 건강을 해치는 주요 요인이다.

음주는 중추신경계의 억제 역할을 하여 뇌의 전두엽 기능을 약화시켜 자기 조절이나 판단력을 약화시키며, 간경변증, 췌장염, 비타민 부족, 구강암, 식도암의 원인이 된다. 2004년 청소년보호위원회의 조사에 의하면 청소년 2,990명 중 음주 경험 대상자는 74.4%이며, 술에 취해 본 경험이 있는 대상자는 44.9%로 나타났다. 또한 청소년의 음주 시작 연령이 점차 낮아지며, 흡연, 물질 남용, 폭력, 음주 운전, 사고 등의 건강 위험 행위를 동반하고 있는 것으로 나타났다.

(5) 흡연

담배가 대량 생산되기 시작한 19세기 이후부터 담배의 소비가 본격화되었다. 2004년 WHO의 보고에 의하면, 세계 성인의 1/3에 달하는 13억 명이 흡연을 하고 있으며(남자: 10.7억 명,여자 2.3억 명), 연간 500만 명이 흡연으로 사망하고 있다. 우리나라는 성인 남성의 약 62% 가 흡연을 하고 있는데, 이는 OECD 국가 중 최고이며, 선진국의 2~3배에 해당한다(보건복지부, 2005).

우리나라의 경우, 흡연율은 2000년도에는 남자 중학생의 7.4%까지 지속적으로 증가하다가 2004년에는 2.4%로 감소했고, 2005년에 4.2%로 다시 증가했으며, 여자 중학생의 흡연율은 2004년 1.7%였으나, 2005년에는 3.3%로 증가하는 양상을 보였다.

담배에는 니코틴, 타르, 일산화탄소 및 페놀 등의 유해 성분이 포함되

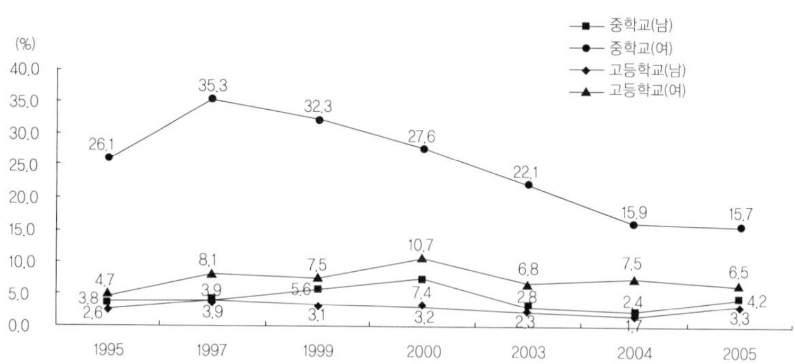

그림 8-7 중 · 고등학생의 흡연율 변화

(출처: 2006년 통계청 청소년 통계)

어 있어, 흡연 시 혈압 상승, 혈관 수축, 가래와 기침이 증가한 증상뿐만 아니라 폐암, 심장혈관 질환, 만성기관지염과 폐기종 등을 유발할 수 있다. 우리나라의 금연정책은 1995년 국민건강증진법 제정 이후 본격적으로 시작되었는데, 담배 광고 규제, 금연구역 설정, 담배 자판기의 성인 인증 장치 부착, 담배부담금 등을 포함하는 내용으로 진행되고 있다.

보건복지부에서 시행하는 금연정책의 예는 다음과 같다.

① 지역사회를 중심으로 한 금연교육, 상담, 치료의 활성화 : 금연교실, 금연 지도자 교육, 보건소 금연 클리닉

② 전 국민을 대상으로 한 금연 홍보와 교육의 강화 : TV, 라디오 공익광고, 지하철, 버스, 신문 광고, 금연 콘서트

③ 담배에 대한 접근 제한 : 담뱃값 인상, 미성년자 담배 판매 금지

④ 간접 흡연으로부터의 노출 감소 : 금연구역 확대, 간접 흡연 방지를 위한 홍보교육

(6) 비만

잘못된 식습관과 운동 부족, 2차 성징으로 인한 성호르몬의 분비 변화로 인해 청소년들의 비만이 급격하게 증가하고 있는 추세이다. 청소년 비만이 성인 비만보다 더 위험한 것은 성인 비만의 경우에는 지방세포 수는 정상으로 유지하면서 세포 크기가 커지는 것에 비해 청소년 비만은 지방세포 수 증가와 함께 크기도 비대해지기 때문이다. 커진 지방세포는 체중 조절로 줄일 수 있지만, 그 수가 많아지면 살을 빼도 줄이기 어렵다. 따라서 청소년 비만은 성인 비만에 비해 치료가 힘들고 재발 위험도 높다. 청소년기 비만은 심혈관계 질환, 간 기능의 저하, 정서장애,

내분비장애 등의 합병증을 유발할 수 있으며, 이들 중 70~80%는 성인 비만으로 이어지기 때문에 문제가 더욱 심각하다. 또한 또래 관계에서 놀림이나 따돌림의 대상이 되기도 하며, 신체에 대한 콤플렉스로 인해 우울, 불안, 인격 장애 등과 같은 정서적 문제를 유발하기도 한다. 비만의 판단 기준의 하나인 체질량지수(Body Mass Index: BMI)란 체중(kg)을 미터(m)로 환산한 신장의 제곱으로 나눈 것이며, 체질량 지수에 따라 저체중(BMI 19 이하), 정상(BMI 20-24.9), 과체중(BMI 25~29.9), 비만(BMI 30 이상)으로 분류된다.

(7) 섭식장애

섭식장애란 섭식 습관의 뚜렷한 문제가 있는 것을 의미하는데, 주로 여성에게 많으며, 청소년기와 성인 초기에 발병하는 특성을 가진다. 청소년에게 영양 섭취와 관련해서 흔히 발생하기 쉬운 섭식장애로 신경성 식욕부진증과 신경성 폭식증이 있다.

신경성 식욕부진증

신경성 식욕부진증(anorexia nervosa)은 체중 감소에 대한 과도한 집착과 왜곡된 신체상(身體像)으로 인해 최소한의 정상 체중을 거부하고 지나치게 마르고자 하여 지나친 운동이나 단식 등으로 체중을 줄이고자 하는 것이다. 강박적 · 완벽주의적 독신 여성에게 많고, 질병 과정이 점진적이며 사망에 이르기도 한다. 체중 감소와 함께 근육 상실, 면역 기능 감소, 빈혈, 무월경증, 탈모, 체온 저하, 심부전, 전해질 이상이 발생하며, 심한 경우 사망할 수도 있다.

신경성 폭식증

신경성 폭식증(bulimia nervosa)이란 정상인들보다 지나치게 많이 먹고, 그에 따르는 체중 증가를 막기 위해 스스로 구토를 유발하고 관장액, 이뇨제 등의 약물을 남용하는 등 부적절한 행동을 보이는 것이 특징이다. 음식에 대한 지나친 섭취와 억제가 번갈아 나타나는데, 먹는 것에 대한 통제력 상실과 살찌는 것에 대한 병적인 두려움이 있으며, 만성적 우울을 동반하기도 한다. 식도장애, 전해질 이상, 심장 이상 등의 증상을 나타내며, 만성적이며 재발 위험이 있다.

2007년 미국 하버드대 연구팀은 섭식장애 병력을 가진 사람들 중에서 절반 이하만 치료를 받고 있는 실정이고, 섭식장애를 겪고 있는 성인 3,000명의 성비를 조사한 결과 거식증과 폭식증 환자 가운데 남성의 비율이 각각 25%와 40%로 증가했다고 보고했다.

(8) 우울과 자살

우울이란 일시적인 슬픈 감정과 의기소침한 상태와 같은 정상적인 기분 변화에서 병적인 상태에 이르는 근심, 침울감, 무기력감 및 무가치함을 나타내는 상태를 말한다. 치료하지 않은 우울은 심한 기능장애나 자살을 초래하기도 하는데, 특히 청소년기는 정서적 불안정, 충동성 조절 미숙으로 우울증이 호발하는 기간으로, 청소년의 약 50~60%가 가벼운 우울 이상의 수준을 경험하고 있는 것으로 나타났다. 우울에 빠진 청소년은 자아존중감, 자기 주장 능력이 결여되어 있으며, 폭력적이고 공격적이며 과격한 행동이 표출되기도 한다.

자살은 20~30대의 사망 원인 1위, 10대에서는 2위에 해당(통계청,

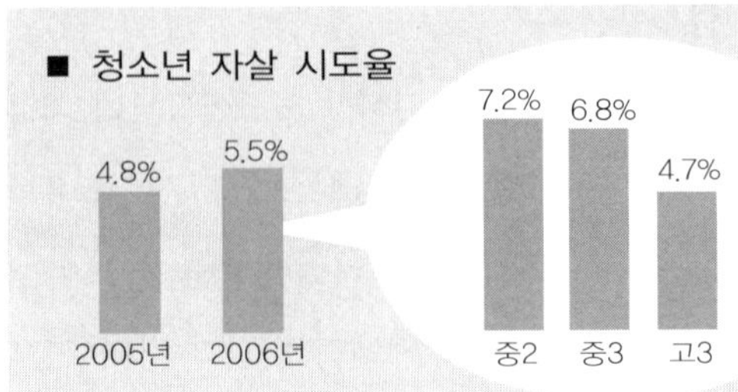

그림 8-7 청소년 자살 시도율(질병관리본부, 2006년)

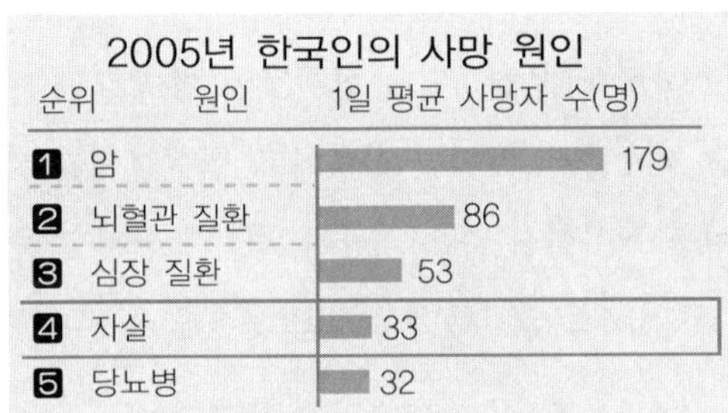

그림 8-8 한국인의 사망 원인(통계청, 2006년)

2006)하는 주요 문제이다. 자살은 관념적 자살, 자살 시도 및 자살로 구분된다. 관념적 자살(suicidal ideation)은 자살 시도에 대한 생각에 집착한 상태로 자살의 전 단계라 할 수 있다. 비록 자살에 대한 생각을 하는 것이 청소년기에는 드문 일이 아니나 자살에 대한 생각을 말로 표현할 때는 신중하게 받아들여야 하며, 적절한 평가를 받도록 해야 한다. 자살 시도(suicide attempt)는 상해나 죽음을 야기하기 위해 의도된 행동을 하는 것이며, 준자살행위(parasuicide)란 단지 제스처로부터 스스로 죽음에 이르기 위한 심각한 시도에 이르기까지의 모든 행동을 의미한다.

3. 학령기와 청소년기의 식생활과 영양관리

어린 시절에 올바른 식습관을 확립하는 것은 개인의 건강을 위해서 뿐만 아니라, 의료비 절감, 노동력 손실 방지 등 사회적으로도 매우 중요하다. 어린이의 식습관 형성에는 어머니의 영양 지식, 소득, 부모의 교육 수준, 가족 환경, 대중매체, 지역사회 환경 등 여러 요인이 영향을 준다.

학령기와 청소년기에는 성장과 발달을 위한 규칙적이고 균형잡힌 식생활이 무엇보다 중요하지만 학업에 대한 스트레스와 불규칙적인 생활로 영양소 섭취가 균형적으로 이루어지지 않고 있다. 2001년 국민 건강 · 영양조사 결과에 의하면 학동기와 청소년기에는 다른 연령층에 비해 아침식사 결식 등의 불규칙한 식사, 편식, 부적당한 간식 섭취, 빈번한 패스트푸드 섭취, 운동 부족 등으로 인한 영양 결핍과 영양 과잉의 양극화 영양 문제가 심각하게 나타나고 있다. 특히 여아의 경우 칼슘 또는 철의 섭취 부족으로 인한 최대 골질량 형성 저해나 철 결핍성 빈혈이 유발될 수 있다. 맞벌이 부부의 증가, 생활 양식의 서구화로 인한 패스트푸드 및 가공식품의 섭취 증가가 비만의 주요 원인으로 대두되고 있으며, 심장병 · 당뇨병 · 뇌졸중 · 고혈압 · 동맥경화 등 5대 성인병으로 진료받는 아동이 2002년부터 2004년까지 연간 2만 명씩 발생하고 진료비도 한 해 평균 3백억 원씩 소요되고 있는 실정이다. 소아 비만의 경우 60~80%가 성인 비만으로 이어져 고지혈증, 지방간, 고혈압, 당뇨병 등 각종 질병을 일으켜 국가의 보건 시스템을 위협하는 위험한 결과를 초래할 수 있다.

(1) 학령기 아동의 식생활과 영양관리

학령기는 초등학교 아동의 연령(6~12세)에 해당하며, 신체적 · 정신적 성장 · 발달과 함께 교육과 인격 형성의 중요한 시기이다. 정상적인 체위 향상과 아울러 제2의 급속한 성장 그리고 성적 성숙을 준비하는 시기이기도 하다. 아동기에는 청소년기에 나타나는 급속한 성장과 발달에 비해 신체적 성장 속도가 지속적이면서도 느린 편이며 성장 속도, 활동 양상, 영양소 요구량, 성격 발달 및 식품 섭취 등의 개별적 특성이 더욱 두드러지게 된다. 또한 식습관이 형성되고, 식품에 대한 기호가 확립되는 등 영양소의 섭취와 식생활에 대한 기초가 형성되기 시작한다. 이 시기의 영양 불량이나 과다로 인한 영양 불균형 또는 건강장애는 성장 · 발육뿐 아니라 정서적 · 지적 발달에도 크게 영향을 미치게 된다. 아동기의 식생활 문제로는 편식, 식욕 부진, 결식, 소아 비만, 체중 부족, 빈혈과 충치 등 다양한 예를 들 수 있으며, 특히 영양 불균형의 문제로 폭식이나 지나친 간식, 아침 결식 등이 나타난다. 아동기의 영양은 아동의 영양적 특성을 고려해 양질의 단백질, 칼슘, 철, 비타민 등을 충분히 함유하는 균형식과 적당한 운동과 휴식의 조화, 또 활발한 학습 활동을 위한 영양식이 기본이 되어야 한다.

학령기 아동은 성장 잠재력의 충분한 발현과 체력 증진을 위해 체중 1kg당 필요한 영양소의 양이 성인에 비해 훨씬 많다. 따라서 충분한 열량과 동물성 단백질 및 칼슘의 공급이 중요하다. 특히 제2차 성징이 나타나는 시기인 아동기 후반에서는 빈혈 방지를 위한 철 함유 식품의 충분한 공급도 중요하다. 7~9세는 남녀의 차이가 없으나 10~12세에서는 남녀의 차이가 나타난다. 남아의 경우 활동량이 많으므로 에너지와 에너지 관련 비타민 섭취 권장량이 여아에 비해 많이 필요하다.

에너지의 경우 우리나라의 3~8세 아동의 경우 성장에 필요한 에너지는 20Kcal/일, 9~11세 아동은 25Kcal/일로 추정되었다. 신체의 활동 에너지는 아동들의 활동 상태에 따라 매우 다르게 나타난다. 성장을 위한 단백질 요구량은 조직 1kg당 약 1~4g이며 새로운 근육과 뼈의 성장을 위해 필요하다.

지방의 경우 남자는 여자에 비해 체지방 비율이 높으며 충분한 필수 지방산 섭취가 필요하다.

무기질 중 칼슘은 골격 생성 및 발달, 영구치 발달 최대 골질량(peak bone mass) 확보를 위해 충분한 섭취가 필요하며, 철분은 성장에 따른 혈액량의 증가 등으로 요구량이 상승한다. 아연은 단백질 합성과 성장에 필요하며 결핍시 식욕 감퇴, 미각의 변화, 성장 지연, 피부 변화 그리고 면역 기능 저하 등의 증상이 나타난다.

무기질과 마찬가지로 비타민 역시 아동의 정상적인 성장과 발육에 매우 중요하다. 개발도상국의 아동들의 경우 비타민A 결핍증이 많이 나타난다. 야맹증과 안구건조증(xerophthalmia)이 나타나며 심하면 각막연화증(keratomalacia)을 초래해 실명(失明)의 위험이 증가한다. 일반적으로 과일과 채소를 적게 섭취하는 아동들은 비타민A와 비타민C의 섭취가 부족하기 쉽다. 또 우유의 섭취가 제한된 식사를 하는 아동들은 비타민B가 부족하기 쉬우며, 일사량이 부족한 환경 조건에 있는 아동들은 비타민D의 섭취가 부족할 수 있다. 아동기의 정상적인 골격 성장을 위해 충분한 비타민D의 섭취가 필요하다.

(2) 청소년기 아동들의 식생활과 영양관리

청소년기는 사춘기가 나타나는 시기로 성적 성숙, 신장과 체중의 증가, 골격 질량의 축적과 신체 조성의 변화 등 생물학적 변화가 나타난다. 따라서 사춘기와 청소년기에는 무지방, 신체 질량, 골격 질량, 지방 등 체조직이 증가하게 되며, 그 때문에 다른 연령층에 비해 에너지와 영양소 필요량이 가장 높은 시기이다. 청소년기는 신장과 체중이 급격하게 증가하는 급성장기이며 영아기 이후 유아기와 학령기 동안에 주춤했던 신장과 체중의 성장 속도는 사춘기를 맞으면서 다시 빨라져서 사춘기 5~7년 동안에 성인 키와 체중의 각각 20%와 50%에 해당되는 양이 증가한다. 또한 이 시기에는 골격의 축적이 많아서 성인 골질량의 50%에 해당하는 골격이 축적되며, 18세가 되면 성인 골질량의 90%에 도달하게 된다. 사춘기의 단백질과 칼슘의 섭취 정도에 따라 최대 골질량의 크기가 결정될 수 있으므로 골격 건강에 중요한 시기이다. 청소년들을 위해 필요한 영양소는 성장과 성숙을 위한 것으로 다음과 같다.

청소년기의 에너지 권장량은 기초대사량과 활동 수준, 사춘기 신체의 급성장 발달에 요구되는 에너지 요구량에 의해 결정된다. 기초대사량은 무지방 신체 질량에 따라 달라지며, 따라서 사춘기 때 무지방 신체 질량 증가가 많은 남자의 에너지 필요량이 급증하는 것은 당연하다. 사춘기의 신체 성장 · 발달 정도는 에너지 섭취량에 따라서 달라질 수 있다. 에너지 섭취량이 불충분하면 신체의 성장 · 발달이나 성적 성숙이 지연될 수 있다.

청소년기의 단백질 권장량은 신체 유지와 새로운 조직의 합성에 필요한 단백질 요구량에 의해 결정된다. 에너지와 마찬가지로 사춘기의 신체 성장 · 발달 정도는 단백질 섭취량에 의해 달라질 수 있다. 청소년기에 단백질이 부족하게 되면 신체 성장과 성적 성숙이 지연되거나 무지방 신체 질량이 감소될 수 있다.

청소년기에는 골격과 근육, 혈액이 많이 성장하는 시기이므로 무기질이 많이 필요할 때이다.

청소년기에는 체내에 칼슘의 충분한 보유를 위한 칼슘 섭취가 필요하다. 청소년을 위한 칼슘의 권장 섭취량은 12~19세 남자의 경우 1,000mg/일, 여자는 900mg/일로 일생 중 가장 많다.

청소년기에는 신장과 체중의 급속한 증가에 대응하기 위한 철 필요량이 증가한다. 기본적 철 손실량은 월경이 없는 여성의 경우 1일 0.9~1.02mg 정도이지만 철분 영양 상태에 따라 달라진다. 남녀 모두에서 권장 섭취량은 12~14세는 12mg/일, 15~19세는 16mg/일이다.

성장에 필수적인 아연은 청소년기에 매우 중요한 영양소이다. 청소년기 동안 많은 양의 아연이 발달하고 있는 근육과 뼈에 저장된다. 아연은 체내에서 단백질 합성과 핵산 대사에서 중요한 역할을 하므로 세포분열이 왕성하게 이루어지는 영아, 청소년 및 임신부에게는 아연 결핍의 위험이 크다. 아연이 결핍된 청소년은 성장이 뚜렷하게 저하되었고, 성적인 발달도 지연되었다.

청소년기에는 급속한 성장을 위해 필요한 비타민들이 충분히 공급되어야 한다. 비타민A는 세포 분화와 증식에서 중요한 역할을 하므로 정상적인 성장에 필수적이며, 시력 · 생식 · 면역 능력 등에 반드시 필요하다. 골격의 석회질화와 관련해 칼슘과 인의 항상성 유지에 관여하는 비타민D는 골격이 성장 속도가 빠른 청소년기에는 요구량이 증가된다. 충분한 비타민E는 청소년기 동안 합성되는 새로운 세포와 구조적 · 기능적인 특징을 유지하기 위해 중요하다.

청소년기에는 에너지 필요량이 매우 높아서 비타민B_1, 비타민B_2, 나이아신의 필요량도 증가하게 된다. 아미노산과 핵산의 합성에 필수적인 엽산과 비타민B_{12}는 세포분열과 성장에 중요한 비타민이지만 청소년의 엽산 섭취는 낮은 것으로 보고되고 있다. 또한 비타민B_6는 단백질 섭취량이 증가할수록 요구량이 늘어나며, 급격한 세포 성장과 질소 대사와 관련되는 수많은 효소계의 작용을 위해서도 필요하다. 따라서 혈장단백질, 결합조직 및 근육량이 급격하게 증대되는 청소년들에게 충분히 공급되어야 한다. 비타민C는 콜라겐 합성에 관여하므로 청소년의 성장에 필요하며, 흡연자의 경우 비타민C 영양소가 비흡연자에 비해 낮은 것으

표 8-1 청소년을 위한 식생활 실천 지침

• 채소, 과일, 우유 제품을 매일 먹자. - 다양한 채소와 과일을 먹습니다. - 우유를 매일 2컵 이상 마십니다.	• 아침을 꼭 먹자. - 아침을 거르지 않습니다. - 저녁을 제 시간에 먹습니다. - 한꺼번에 많이 먹지 않습니다.
• 튀긴 음식과 패스트푸드를 적게 먹자. - 스낵류와 튀긴 음식을 적게 먹습니다. - 햄버거, 피자 등 패스트푸드를 적게 먹습니다. - 가공식품과 인스턴트 식품을 적게 먹습니다.	• 위생적인 음식을 선택하자. - 불량식품을 먹지 않습니다. - 가공식품의 영양 표시와 유통 기한을 확인합니다.
• 건강 체중을 바로 알고, 알맞게 먹자. - 내 키에 맞는 체중을 압니다. - 활동량을 늘리고 매일 운동합니다. - 무리한 다이어트를 하지 않습니다.	• 밥을 주식으로 하는 우리 식생활을 즐기자. - 하루에 두 끼 이상을 밥으로 먹습니다. - 밥과 다양한 반찬을 갖추어 먹습니다.
• 음료로는 물을 마시자. - 술은 절대 마시지 않습니다. - 탄산음료를 적게 먹습니다. - 물을 자주 마십니다.	

로 보고되고 있어, 흡연하는 청소년의 경우 비타민C를 더 많이 섭취하도록 해야 한다.

청소년을 위한 식생활 실천지침은 〈표 8-1〉과 같다.

(3) 학령기와 청소년기 아동들의 식품 안전과 건강

아동 및 청소년 비만 인구가 급증하고 아동에게서도 심혈관질환, 당뇨, 비만 등 식이 관련 질환과 아토피 피부염 발생이 증가하면서 어린이 식품에 대한 관리 강화가 세계적 추세로 나타나고 있다. 정부는 2003년 '어린이 안전 원년'을 선포하고 2006년 9월부터 과자류와 음료류의 영양 표시를 의무화했다. '어린이의 건강은 나라의 미래'라는 인식 하에 어린이 식생활 안전 확보가 국가의 주요 관심사가 되고 있는 것이다.

우리나라 어린이 식품의 주요 안전 · 영양 문제로는 저소득층 아동의 영양 결핍, 가공식품 이용 증가, 단맛 기호식품 섭취 증가 및 이로 인한 아동들의 비만 유발 등 영양 불균형 문제 등이다. 어린이 기호식품의 경우 높은 함량의 당, 나트륨, 트랜스지방 등이 문제가 되고 있다. 최근의 조사 결과에 따르면 과즙 우유, 맛우유 25종 중 17종(68%)에서 총 당 함량이 흰 우유의 2배 이상이었고, 일부 제품은 탄산음료와 비슷한 정도의 당분을 함유하고 있었다. 세계보건기구 WHO/FAO에서는 식품에 첨가하는 당류 총 열량의 10% 미만으로 권장했는데 어린이 음료 1~2개 섭취만으로 1일 당류 섭취량을 초과하는 양이다. 어린이들의 탄산음료 섭취율은 매우 높은 것으로 나타났는데, 즐겨 마시는 음료 중 탄산음료가 63.1%로 1위를 차지했다. 탄산음료 섭취량과 비만, 충치는 강한 상관 관계가 있다. 따라서 미국의 경우 캘리포니아 주에서 2005년부터 모든 공립학교 자판기 탄산음료 판매를 규제했고, 미국음료협회 자판기 및 구내식당에서 물과 주스, 저지방 우유만 판매하기로 결정했다. 우리나라

표 8-2 학령기와 청소년기에 나타나는 식생활 관련 문제

영양 부족과 성장 부진	일부 아동에서 에너지와 단백질 영양 불량이 나타나며 철, 칼슘, 아연, 비타민 등 미량 영양소의 영양 부족은 흔하게 나타남. 편식이 심한 아동이나 잘 먹지 않는 아동의 경우 영양 부족으로 인한 성장 부진이 나타날 수 있음.
아침 결식	아침 결식은 주의력 저하로 인한 학습 효과 저하를 가져옴. 균형된 아침 식사를 챙겨 먹는 습관을 기르도록 함.
과체중과 비만	패스트푸드, 불규칙적인 식사, 무분별한 간식과 과식 등으로 인한 에너지 섭취 과잉과 지나친 학업 활동, 운동 부족, TV 시청, 컴퓨터 사용 등으로 인한 활동량 부족이 원인. 비만아의 경우 고혈당, 고지혈증 등 성인기 만성 질환의 증세가 나타날 수 있음. 이 밖에도 운동 능력의 저하, 학업 성적 부진, 열등감, 사회 부적응 등의 문제점이 나타남.
철분 결핍성 빈혈	체내의 적혈구 수 또는 헤모글로빈이 정상치보다 감소된 상태로 1~3세의 유아 약 9%가 철분결핍성 빈혈을 보임. 출생 시에는 충분한 철을 체내에 저장하고 있으며, 생후 4~6개월까지는 저장 철을 이용해 철분결핍성 빈혈이 드물게 나타나나 저장량이 고갈되는 6개월~3세에는 급속한 성장으로 철분의 필요량이 급증하기 때문에 식사를 통해 충분히 공급되지 않으면 철분결핍성 빈혈이 쉽게 나타남. 철이 결핍된 아동들은 지적 발달이 저해될 가능성이 있으며, 학습 동기가 감소되고 또 면역 기능도 저하되므로 학습 의욕이 떨어지고 자주 앓게 됨. 빈혈을 예방하고 치료하기 위해서는 철의 우수한 급원인 육류의 섭취뿐 아니라 조혈 영양소인 철, 단백질, 비타민B_{12}, 엽산, 비타민C 등의 충분한 섭취가 필요함.
충치	아동기는 유치가 빠지고 영구치가 발생하는 시기로 이 시기의 치아관리가 매우 중요함. 학령기 아동들은 간식으로 당분의 섭취가 많고, 그 섭취 빈도 또한 높아 충치가 생기기 쉬움. 충치 발생 원인이 되는 식사 요소로는 식품의 점성과 같은 물리적 요소와 식품의 성분 즉 서당, 포도당, 맥아당 등의 당질, 그리고 섭취량보다는 섭취 빈도가 충치 발생에 영향을 준다고 보고되었음.
과잉행동증	과잉행동증, 과운동증, 집중력 결핍증 등으로 불리는 증세가 학령 전기와 학령기 어린이들의 문제로 나타남. 원인은 불분명하나 주산기 합병증으로 인한 것, 식이 요인, 유전 요인, 환경 요인, 대사적 요인 등으로 추측됨. 식이 요인으로는 식품첨가물, 살리실산염(아스피린의 주성분)과 관련이 있으며, 과잉행동증 아동의 2/3는 식사 구성을 변화시킴으로써 개선되었다는 보고가 있음. 설탕의 과잉 섭취도 과잉행동증의 원인이 될 가능성이 있다고 제시되었으나 과학적인 근거는 없음. 과잉행동증 아동의 식이요법으로 인공첨가물의 섭취 제한, 설탕 제한식, 또는 비타민 과량 복용법 등이 있음.

거식증과 폭식증	거식증은 주로 청소년기 여자에게 나타나며 체중이 늘어날까봐 두려워 먹기를 거부하다가 정도가 지나치면 사망에 이름. 몸무게가 적정 체중보다 20~40% 적고 외모는 뼈에 가죽을 씌운 듯 아주 말라 보임. 백혈구 수 감소, 감염 위험이 증가하고 변비가 생기며, 혈액 중 칼륨의 수준이 떨어지면서 심장 박동에 이상이 오고 극심한 체중 감소로 생리가 사라짐. 그 밖에 뼈가 약해지고 치아가 빠지는 경우도 있음. 폭식증은 10대 후반과 20대 젊은 여성의 거의 20%에서 나타난다고 함. 날씬해지려고 음식을 거부하다가 더 이상 거부를 하지 못하고 엄청나게 많은 양의 음식을 한꺼번에 먹고는 죄의식에 사로잡혀 토하거나 하제, 이뇨제를 복용하기를 반복함. 때로는 폭식을 한 후 체중이 늘어날까 우려하여 금식이나 과도한 운동을 하기도 함. 이들은 음식에 대한 생각에 항상 잠겨 있으며 스트레스가 있을 때 지나치게 음식에 집착함. 스트레스가 있을 때 음식을 거부하는 거식증과는 매우 대조적이나 자신을 비정상적이라고 자각한다는 점도 거식증과 다름.

의 경우 전국 90.6%의 학교에서 자판기를 통해, 93.7%가 매점에서 탄산음료를 판매하고 있었으며 초등학교 어린이 319명을 대상으로 한 조사에서 인스턴트 면류를 좋아하는 어린이가 74.0%(236명)였다. 최근 우리나라에서도 학교에서 탄산음료 판매를 금지하고 있다. 그 밖에도 아침결식, 과잉행동증, 거식증과 폭식증 등이 이 시기에 나타나는 식생활과 관련된 건강 문제들이다.

수험생의 건강수칙 열 가지

① 영양소를 골고루 섭취하고 평소에 비타민 B군 및 섬유질이 부족하지 않도록 한다.
② 규칙적인 생활을 한다.
③ 평소 6시간은 꼭 잔다.
④ 소화가 잘 되는 음식을 골고루 먹는다.
⑤ 과식하지 않는다.
⑥ 야식은 가볍게, 아침 식사를 꼭 한다.
⑦ 인스턴트, 패스트푸드, 청량음료를 피한다.

⑧ 대소변을 오래 참지 않는다.

⑨ 1일 20분 정도는 가벼운 운동을 하도록 한다.

⑩ 매사를 긍정적으로 생각한다.

4. 학령기와 청소년기의 신체 활동과 운동관리

(1) 학령기 아동의 신체 활동과 운동

학령기 운동의 의의와 목적

신체적으로나 정신적으로 학령기에 형성된 것들은 일생을 두고 영향을 미친다. 따라서 정신적인 발달과 더불어 현대 사회환경 속에서 올바른 신체 활동이 이 시기의 아동들에게 충분하게 제공되어야 한다.

학령기 아동들의 신체적 발달 특성에 대한 철저한 이해와 더불어 학교교육에서 이루어지는 학교체육을 중심으로 학령기 체육의 충실을 기해야 할 것이다. 아동의 신체의 성장 발달과 신체 적응, 효과적인 신체 기능의 발달, 지적 · 창조적 · 사회적 능력 발달, 자아상 확립 등을 향상시킬 수 있는 체육 활동이 이루어져야 한다.

아동기는 주로 초등학교 아동들이 포함된다. 이 시기에 아동들의 특성에 따라서 운동의 목적을 설정해야 한다. 운동의 목적은 다음과 같다.

① 신체의 성장 발달을 향상시킨다.

② 최적의 신체 적응을 발달시킨다.

③ 유용한 신체 기능으로 발달시킨다.

④ 지적 능력 발달을 도모한다.

⑤ 사회적 적응 능력을 발달시킨다.

⑥ 창조적 재능을 개발시킨다.

⑦ 자아상을 확립시킨다.

운동 구성 내용의 분류

운동 프로그램의 내용은 목적에 따라 분류될 수 있다. 이러한 내용 분류는 개인이나 집단의 요구에 맞게 강조해야 할 목적을 결정하는 데 도움을 줄 것이다. 운동 내용을 저학년과 고학년 시기의 아동으로 분류하여 살펴보면 다음과 같다.

7세부터 9세까지의 아동에 대한 신체 활동 내용

이 시기 아동의 신체 활동 운동 프로그램은 기본적인 운동 기능을 사용하도록 하고 있다. 운동에서 신체를 묘사하는 것, 신체에 대한 운동의 효과, 행동에서 신체를 도울 수 있는 요소나 신체에 오히려 해를 주는 요소 등에 대한 내용의 것이어야 한다. 또한 사회적이며, 민주적이며, 적응할 수 있는 신체 활동의 내용이 제공되어야 한다. 신체 활동의 목적은 항상 동일하다. 다만 그 성취는 성숙도에 따라 양적이나 질적으로 달라질 뿐이다. 프로그램을 위해 선정된 내용들은 목적 달성을 위해 그 잠재적 능력을 발휘할 수 있는 것이어야 한다.

다음의 여섯 가지 형태의 내용으로 분류되는 7~9세 아동들은 이러한 내용을 기반으로 구성된 프로그램을 제공받으므로 흥미와 요구에 맞으면서도 신체 활동에서 의도하는 목적을 달성할 수 있을 것이다.

① 운동 목표

가. 개인 건강

나. 신체기관의 효과적 활용

다. 신체기관에 대한 올바른 인식

② 운동 내용

가. 팀, 2인조, 개인 스포츠

- 정확성이나 민첩성 등의 기본 기능
- 신체의 기관과 움직임 조절을 위한 뛰기, 달리기 등
- 움직임의 신체적 기반과 기능 유형에 관한 지식
- 운동 수행을 위한 요구 사항

나. 그룹 게임

- 기본 기능과 움직임을 요하는 비형식적인 작은 그룹
- 게임에 사용되는 기능 유형에 관한 지식
- 놀이의 효과
- 놀이의 방법

다. 수중경기

- 수영이나 물 속에서 뜨기
- 물 속에서의 안전 기능
- 물놀이
- 물 속에서의 안전, 수영 패턴, 뜨는 방법에 관한 사실

라. 리듬과 무용

- 기본적인 리듬 동작과 기본 기능
- 동작 구성의 본질과 리듬 유형 등에 관한 지식

마. 체조와 덤블링

- 체조나 덤블링에서 기본적인 기능이나 동작
- 시작할 때 기구의 사용법
- 신체의 운동
- 시스템에 대한 효과

바. 운동 조정 기능 활동

- 신체 기능 조정 방법, 신체 변화 운동 방법
- 조정된 운동의 결과로 얻어지는 신체 변화 운동 방법

10세부터 12세까지의 아동에 대한 신체 활동 내용

신체 활동을 구성할 때, 내용 선정시에 결정적인 역할을 하는 것은 두 가지이다. 첫째는 목표이고, 둘째는 모든 잠재 능력과 개인적인 차이를 충분히 알도록 하여 내용 설정과 사용 기관과 매체 등을 각기 다르게 경험하도록 제공하는 내용의 분류가 그것이다. 신체 활동 목표의 본질은 목적들이 성숙도와 높은 수행 능력을 얻는 데 요구되는 선행 조건 때문에 매우 다양하게 나타난다. 이 시기의 아동들은 개인의 건강 유지를 위해서 힘과 인내력을 발달시키는 근육 활동에 역점을 둔 활동 내용이 제공되어야 한다. 또한 심장과 호흡기관의 발달에도 역점을 두어야 한다. 체중 조절을 위한 적당한 식이요법과 운동도 중요한 프로그램이 될 수 있다. 많은 도구 운동은 개인의 적응력에 경험을 제공한다. 이 시기에는 뛰기, 던지기, 달리기 등의 기본 기능을 내용으로 하는 놀이나 비형식적으로 조직화된 작은 집단의 게임이 한 프로그램으로 제공될 수 있다. 그러나 반드시 개인의 운동 능력을 진전시킬 수 있는 기본 기능이 조화를 이룬 내용의 것이어야 한다. 이 활동 내용도 역시 여섯 개의 활동 내용

으로 분류된다. 지식에 관한 프로그램의 내용은 규칙, 적절한 운동 역할, 가장 효과적으로 운동을 준비하는 법 등이 포함된다. 그 밖에 사회성이나 민주적 원리, 적응에 관한 내용도 포함되어야 한다.

① 운동 목표

가. 개인 건강

나. 신체기관의 효과적 활용

다. 신체기관에 대한 올바른 인식

라. 사회인으로서의 개인

② 운동 내용

가. 팀, 2인조, 개인 스포츠

- 규칙성을 띤 비형식의 모든 종류의 스포츠
- 놀이 규칙, 조절의 중요성
- 참여 효과
- 효과적인 놀이 참여에 관한 지식

나. 집단게임

- 신체 발달과 기능 유형의 발달을 위한 기본 기능이 포함된 게임
- 기본 운동 기능에서 운동역학의 중요성
- 놀이의 효과
- 효과적인 놀이
- 참여에 관한 지식

다. 수중경기

- 스트로크나 다이빙

• 신체의 효과

• 수영시 안전 준비

라. 리듬과 무용

• 율동적인 동작에서 기본적 기능을 적용한 게임이나 활동

• 율동운동의 중요성

• 운동 수행에 영향을 주는 요소

마. 체조와 덤블링

• 신체 모든 부분을 사용하는 기본적 덤블링

• 기구를 사용하는 기본적인 체조 동작

• 신체 운동 효과

• 수행의 안전성

바. 운동 조정 기능

• 조화로운 발달을 위한 운동

• 게임이나 스포츠에서의 운동 조절, 기본적 신체 적응 훈련

• 신체 기관 조절의 효과

• 신체 모든 부분에 대한 운동의 중요성

• 조정력에 영향을 주는 요소

사. 직감 능력 훈련

소뇌는 무게가 약 130g으로서 뇌 전체의 10% 정도의 크기이긴 하지만 뇌 전체의 50% 이상의 신경세포가 모여 있는 부분이다. 그리고 내이의 평형기관이다. 근육 관절 등에서 보내는 정보를 신속하게 정리하여 신체의 균형을 잡는 역할을 담당한다. 또한 복잡한 운동에는 많은 근육을 협조시키는 임무를 하고 있다. 그러므로 소뇌는 운동을 위한 뇌라고 부를 정도이다. 더욱이 소뇌는 대뇌와 깊은 관계를 가지고 모든 대뇌로

부터의 지시 명령에 의해 일하고 있다. 예를 들어 알츠하이머병으로 인해 대뇌가 손상을 받았을 경우 소뇌는 대뇌의 대역으로서의 활동량을 늘려서 정신적인 일이나 인식과 사고라는 고도의 정보 처리를 해간다.

건강한 아동의 뇌에는 고도의 정보 처리를 대뇌가 하고 있으나, 운동에 의해 소뇌에 자극을 주어 이것을 활성화시킨다면 대뇌와 소뇌의 연계가 좀더 원활하게 되어 다른 방면에 응용할 수 있게 된다. 예를 들면 공부에도 활용할 수 있는 것이다.

실은 소뇌는 동물 뇌라고도 말한다. 동물은 인간보다 더욱 소뇌가 발달되어 있기 때문에 절묘한 균형 감각을 가지고 있다. 즉 고양이를 아무리 높은 곳에서 던져 떨어뜨려도 반드시 몸을 반전시켜서 균형을 잡고 근사하게 착지할 수 있다는 것이 무엇보다도 증거가 된다. 이와같이 소뇌에는 동물적인 본능을 높이는 기능을 갖추고 있는 것이다. 이 능력은 어느 정도 훈련을 한다면 인간도 발휘할 수 있다. 이것을 사람들은 직감이라고 부른다.

운동선수에게는 직감을 단련시킨 사람이 많은 것은 사실이다. 운동선수들은 이것을 "머릿속에 전파가 온다" 또는 "머릿속에 스파크가 번쩍인다"라고 표현하며, 이것을 가리켜 직감을 표현한다고 말한다. 갑자기 무언가 번뜩 스쳐오는 것을 말하는 것이다. 좀더 이론적으로 말한다면, 머릿속의 논리적인 사고나 분석하는 데를 A라고 한다면, 갑자기 번뜩 스치는 데를 B라고 생각할 수 있다. 요즘은 데이터대로 운동경기를 한다면 90%는 승리를 가져올 수 있다고 말하는 프로운동 경기에서도 나머지 10%는 직감이 작용하는 것이다. 이렇게 승리를 부르는 직감을 취각이라고 부르는 사람도 있다. 현재 이렇게 중요한 직감(동물적 본능)을 현재 데이터 사회에서 잠자고 있게 내버려두는 것이다. 이러한 직감을 가졌느냐 갖지 않았느냐에 따라 일류, 이류도 가르게 하는 잣대가 되는 것이다. 현재 학교 교육을 데이터 중심, 암기 중심으로 이런 교육으로 인해 아동들을 동물 본래의 야성의 직감을 익히는 기회를 잃고 있기 때문에 운동을 통해서 직감을 길러야 한다. 공부를 하는 데도 직감은 절대로 필요하다. 운동으로 뇌력(腦力)을 단련시켜 나가야 한다.

스포츠의 세계에서는 초등학교 9~12세를 골든 에이지(golden age)라고 한다. 그 이유는 어떤 동작을 하려면 뇌의 신경회로를 만들어서 학습시키는 것이 이 시기에 나타나기 때문에, 즉 운동으로 말한다면 기술 습득을 배울 적합한 시기라고 말해 골든 에이지의 시대라고 부른다. 시애틀 마리너즈의 이치로 선수가 본격적으로 야구를 시작한 시기가 초등학교 3학년으로서 그 때부터 특별 훈련을 시작했다고 한다. 이 특별 훈련을 중학교부터 시작했다면 지금의 이치로의 활약은 아마 없었을 것이라고 생각한다. 그런 정도로 9~12세에 뇌의 신경회로를 만드는 데 중요한 시기이다. 골든 에이지의 아동들은 운동을 통해서 신체의 오감(五感) 모두를 사용해 뇌를 최대한도로 자극시키는 일이 매우 필요하며 그것이 우뇌, 좌뇌를 균형 있게 잘 단련시키는 역할을 하는 것이다.

⑵ 청소년기의 신체 활동과 운동

운동은 청소년기에 가장 필요한 것으로 신체, 정신 그리고 사회성의 발달 등 인간 능력이 왕성해지는 데 절대적인 영향을 미치게 된다.

청소년들은 신체의 발달이 가장 왕성하며 근력, 지구력 등의 체력적 요소도 현저히 발달한다. 이와 동시에 인간에 대해 스스로 깨닫고 이에 대처할 수 있는 능력도 갖추게 된다. 이와 같은 청년기에 운동이 건강에 미치는 효과를 요약하면 다음과 같다.

청소년기 운동의 의의

첫째, 지적 활동이나 능력 발전에만 치중하기 쉬운 이 시기에 운동은 심신에 새로운 변화를 가져올 수 있어 심신의 균형적 발달을 도모한다.

둘째, 스포츠 클럽 활동을 통해 건전한 사회 생활에 꼭 필요한 질서 있는 집단 생활 구성원으로서의 책임감, 희생 정신을 배우게 된다.

셋째, 사회 생활에서는 필연적으로 인간 관계가 따르게 마련인데 신체 활동을 통해 자기의 욕구를 억제하고, 더 나은 인간 관계 및 활발한 인간 관계를 체험하려는 자세를 도모한다.

청소년 트레이닝의 시작과 목표 과제 및 내용

청소년 트레이닝의 목표는 저연령층의 선수가 스포츠 경기에서 최대의 능률을 올릴 수 있는 연령에 도달해서 최고의 성적을 올릴 수 있도록 포괄적이고 체계적으로 준비시키고 기초를 튼튼히 쌓는 데에 있다. 초보자 트레이닝의 주안점은 신체적인 능력, 기술의 연마, 전술의 습득, 심리적 · 정신적 자세와 관련해서 능률을 낼 수 있는 기초를 폭넓게 개발하는 것이다. 초보자 훈련의 뒤를 잇는 다음 단계의 트레이닝은 그 전 단계에서 이룩한 기초 위에 해당 스포츠 종목의 능률을 결정하는 핵심적 요소를 가미하는 것이다. 그리고 직접적으로 선수의 성적을 올릴 수 있는 능력과 성적을 올리겠다는 마음 자세를 갖추어 줌으로써 최고 수준의 트레이닝을 받을 수 있는 모든 능력을 배양하는 것이다.

1차 트레이닝은 8~10세에 이루어지게 하며, 이 연령이 정상급 수준의 트레이닝으로 넘어갈 시기가 된다.

표 8-3 스포츠를 시작하고 전문화, 고도의 기능을 획득하는 연령

스포츠 종목	시작하는 나이	전문화하는 나이	고도의 기술 습득 나이
육상	10~12세	13~14세	18~23세
농구	7~8	10~12	20~25
권투	13~14	15~16	20~25
사이클	14~15	16~17	21~24
다이빙	6~7	8~10	18~22
펜싱	7~8	10~12	20~25
피겨스케이팅	5~6	8~10	16~20
체조(여자)	6~7	10~11	14~18
체조(남자)	6~7	12~14	18~24
요트	12~14	16~18	22~24
스키	6~7	10~11	20~24
축구	10~12	11~13	18~24
수영	3~7	10~12	16~18
테니스	6~8	12~14	22~25
배구	11~12	14~15	20~25
역도	11~13	15~16	21~28
레슬링	13~14	15~16	24~28

비슷한 유형의 스포츠 종목들 간의 연령 차이는 〈표 8-3〉에서 보는 바와 같이 피겨스케이트에서 최고 능률을 낼 수 있는 시기는 13~15세 사이이며, 또한 체조에서는 여자가 15~17세, 남자는 18~20세 사이에 최고의 성숙기를 맞고 있다. 순간적 힘(power)을 요구하는 육상의 단거리, 도약경기, 던지기와 스키점프와 구기 종목, 그리고 펜싱과 유도와 같은 몇 가지 투기 종목에서 초보자 트레이닝은 7~10세 사이에서 시작되며, 2단계 트레이닝은 약 13~14세에서 17~18세까지이다. 또한 이러한 스포츠 종목들에서 최고의 능률을 낼 수 있는 연령은 18세와 22~23세 사이로 볼 수 있으며, 스포츠 종목 간의 차이는 기술이 중시되는 경기 종목의 연령 수준이 높다.

지구력이 중요시되는 장거리, 조정, 카누 경주와 같은 스포츠 종목의 청소년 트레이닝은 일반적으로 약 10~12세에 시작된다. 또한 2단계 트

레이닝은 14~18세 사이에 이루어진다. 이 종목들에서 최고의 능률을 낼 수 있는 시기는 18~22세 사이에 나타나기 시작한다. 수영은 위에 언급한 스포츠 경기 종목에 포함되지 않는다. 이 종목의 초보자 트레이닝은 5~6세에서 시작되며, 2단계 트레이닝은 대개 9세부터 13~14세까지이며, 수영에서 최고의 능률을 낼 수 있는 시기는 14~16세 사이로 나타나고 있다.

청소년 트레이닝의 내용

① 체력 트레이닝

청소년 트레이닝의 진행 과정에서 신체적 기능은 그 스포츠 종목의 특수성에 초점을 맞추어 개발해야 한다. 체력을 집중적으로 요구하는 스포츠 종목은, 체력 향상을 위한 트레이닝 기술이 많이 요구되는 스포츠 종목들과 비교해서 많은 비중을 차지해야 한다. 청소년 선수들의 구기 종목과 투기 종목(유도 따위)에서 체력 트레이닝은 주로 기초적이고 포괄적인 방법으로, 그리고 제2 단계에서는 그 종목의 전문 체력 트레이닝을 고려한 특수한 방법으로 계획해야 한다.

② 기술 트레이닝

청소년 트레이닝이 지속적으로 진척됨에 따라 기술을 완전히 구사할 수 있어야 한다. 청소년 트레이닝이 지속적으로 진척됨에 따라 기술을 완벽하게 다듬고 또한 기술을 응용하여 변화시킬 수 있도록 함으로써 기술이 다양해지고 숙련도가 최대로 증가할 수 있다.

스피드를 주체로 하고 근력과 순발력을 기초로 하는 육상, 구기 종목,

투기 종목들에서 기술의 습득을 위한 트레이닝은 매우 큰 중요성을 갖는다. 단거리와 넓이뛰기에서는 얼마 안 되는 단순 동작을 항상 반복해 익혀야 하는데 반해, 구기 종목의 선수들은 페인팅, 패스, 드리블링, 볼 컨트롤, 슈팅, 기타 등등을 익혀야 한다.

③ 전술 트레이닝

청소년 트레이닝 초기에는 최초에 습득한 체력과 기술을 유용하게 활용할 수 있는 전술상의 기본적인 상태를 실행할 수 있는 능력을 학습해야 한다. 초보 단계를 벗어난 선수는 전술 능력의 응용 지식을 완벽하게 터득해야 한다. 또한 이와 같은 학습은 언제나 해당 경기 종목의 경기 규칙에 어긋나지 않는 실천적 행위 하에 전술적 응용을 이해하면서 자신이 습득한 체력 기술을 경기에서 남김없이 사용하고 또 주어진 상황을 독자적이고 창조적으로 해결해 나갈 수 있는 능력을 기른다. 전술 트레이닝은 해당 경기 종목에 따라 차이가 있다. 구기 종목과 투기 종목은 특성상 전술을 다양하게 전개해야 하는 경기 종목이기 때문에 필연적으로 단순히 달리기, 특히 단거리 종목보다 많은 비중을 차지해야 한다.

제9장

성인기의 건강관리

1. 성인기의 발달 특성

성인기는 일반적으로 개인이 성숙에 도달한 이후를 가리키며, 발육 · 발달의 문제보다는 신체 기능의 저하, 노화 등이 문제가 되는 시기이다. 즉 개인에 따라 시기의 차이는 있지만, 인간은 청소년기 이후부터 20세에서 30세 초까지 모든 신체적 기능이 최고 수준에 도달하고 신체적 · 생리적으로 가장 충실한 상태가 된다. 실제 신체 활동의 속도, 협응, 근력, 지구력 등의 모든 체력 요소들이 최고조에 도달하고 그것을 유지하는 시기이다. 일반적으로 이 20세에서 30대 초기까지를 성인 초기(early adulthood)라고 한다. 이미 저하 경향을 보이는 요소도 있지만 신체 기능이 전체적으로 충실하고 최고 수준을 유지하는 요소도 있기 때문에, 저하 과정을 나타내는 기능 요소를 자각할 수 없는 시기이기도 하다.

개인차는 물론 있지만 30대 후반 무렵부터 기능의 저하를 자각적으로 의식할 수 있게 되며 이른바 체력의 저하를 의식하게 된다. 이 때부터 피부 탄력의 저하에 의해 얼굴에 주름이 늘어나거나 심화되고, 근섬유 크기의 감소에 의한 근력 저하 등 기능의 저하를 자각하게 된다. 실제 신장까지도 45세 이후에는 줄어든다. 또한 10대, 20대에는 느끼지 못했던 달리거나 뛰거나 하는 격한 운동으로 인한 호흡 수나 심박 수의 증가를 경험하게 된다. 같은 정도의 운동을 하기 위해 더 많은 생리적 기능을 활성화시켜야 한다. 즉 젊을 때와 같은 수준의 생리적 기능을 동원해도 적은 성과밖에 얻지 못하는 신체적 상태가 된다. 30대 후반 이후부터 50세 무렵까지를 성인 중기(middle adulthood)라고 하며, 이후 60대 전반까지를 성인 후기(late adulthood), 그 이후를 노년기라고 한다.

(1) 형태 발육

신장

[그림 9-1]은 20세 이후 연령 증가에 따른 신장의 변화를 나타낸 것이

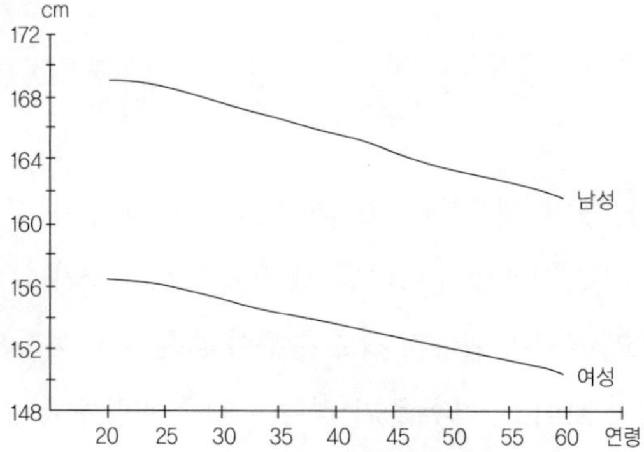

그림 9-1 신장의 연령 변화

다. 이 그래프는 횡단적 자료를 이용해서 그린 것인데, 남 · 녀 모두 20세 이후 연령 증가에 따라 일관되게 감소 경향을 보인다.

이상은 횡단(橫斷) 데이터에 의한 추측이며, 종단(縱斷) 데이터에서는 신장의 경우 45세 이상이 되면 감소 경향을 보인다. 이것은 골조직의 퇴화에 수반되는 골밀도 저하에 의한 장골(長骨)의 단축과 관절 간격의 축소에 의한 것이다. 특히 척추는 32~34개의 추골(椎骨)로 구성되어 있는데, 각 추골의 사이에는 연골조직에서 만들어진 추간판(椎間板)이 있어 상하의 추골을 연결하고 있다. 이 추간판은 연골조직이기 때문에 탄력성이 풍부하고, 전체 척추 길이의 20~30%를 차지한다.

인간은 깨어 있는 동안은 앉은 자세와 서 있는 자세를 취하는 경우가 많다. 즉 깨어 있는 동안은 중력의 영향으로 추간판이 지속적으로 압박을 받아 전체 척추 길이는 단축된다. 그러나 밤에는 수면에 의해 추간판이 그 탄력성에 의해 원래의 상태로 돌아간다. 그러나 이 추간판의 탄력성은 30세 무렵부터 연령 증가에 따라 저하되어, 깨어 있을 때의 중력에 의한 추간판의 압축이 수면 등의 휴식에 의해 완전히 원래의 상태로 되돌아가지 못하고 결과적으로 전체 척추 길이가 짧아져 신장의 단축을 가져온다.

체중

[그림 9-2]는 20세 이후부터 60세까지 연령 증가에 따른 체중의 변화를 횡단 데이터를 이용해서 나타낸 것이다. 남성은 35세 무렵까지 증가 경향을 보이고, 45세 무렵까지 최고 수준이 계속된다. 여성은 25세 이전은 감소 경향을 보이고, 이후 증가 경향이 50세 무렵까지 계속되다가 이후부터 감소 경향이 나타난다.

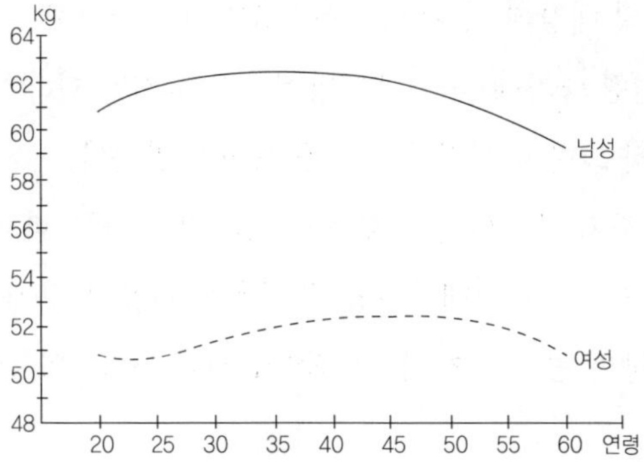

그림 9-2 연령 증가에 따른 체중의 변화

체중은 45~50세 무렵까지 증가 경향을 보이는데, 이것은 주로 체지방의 증가에 의한 것이다. 그리고 이후 체중은 감소 경향을 보이는데, 70세가 지나면 그 감소는 가속화된다. 체질량지수(BMI)는 비만의 정도를 나타내는 지표이며, 성인의 경우 BMI가 크다는 것은 체지방의 비율이 크다는 것을 의미한다. 그러나 청소년기나 성인 초기에 운동선수나 근육노동자 등은 근조직의 양이 증가됨에 따라 BMI가 커지는 경우도 있다. 남녀 모두 50세 무렵에 최대가 되며 이후에는 서서히 감소한다. 이 감소는 근량의 감소에 크게 의존한다고 볼 수 있다.

체중은 남녀 모두에서 40~50세 무렵에 최고조를 유지하고 이후 천천히 감소하기 시작하는데, 체지방량은 증가 경향이 계속되는 것이 일반적이다. 그러나 성인기에는 체지방량의 체내 분포에서의 성차가 더욱 뚜렷해진다. 10세 무렵부터 체지방 분포에 성차가 나타나기 시작한다. 즉 남자는 더 많은 지방이 복부에 침착되는 경향이, 여자는 엉덩이나 다리 부분에 침착되는 경향이 나타나며, 사춘기 이후에는 이 경향이 더욱 뚜렷해진다. 그리고 성인기가 되면 남성은 사지의 피하지방이 감소하고 몸통부 피하 및 내장에 지방의 침착이 증가되는 경향이 현저해진다. 여성의 경우, 연령 증가에 따라 체지방이 증가하지만 피하지방량은 40대 중반 무렵부터 그다지 현저한 변화를 보이지 않는다. 체지방량은 일반적으로 성인 중기 무렵까지는 증가되지만, 그 증가는 피하지방량의 증가라기보다 체내 지방량(내장지방, 근섬유간 지방)의 증가이다. 이상과 같은 체지방량의 증가는 제지방조직량(far-free mass)의 감소를 시사하는 것이다.

연령 증가에 따른 제지방 체중 변화의 경우, 남성은 30세 무렵까지 증가되어 최고조에 도달하고 40세 무렵까지 이 최고조가 유지되며, 이후 감소 경향을 나타낸다. 여성은 20대 전반에 감소 경향을 보이고 이후 40세 무렵까지는 비교적 급격한 증가 경향을 보이며, 50세 무렵까지는 현저한 변화를 보이지 않고 이후 감소 현상이 나타난다. 이 감소의 주요 원인은 근조직의 퇴화(근섬유의 위축)와 골밀도의 감소이다.

뼈[骨]

성인의 뼈는 치밀질, 해면질의 두 종류의 뼈조직으로 구성되어 있는데, 해면질의 퇴화는 치밀질보다 빨리 시작되며 퇴화의 정도가 크다. 뼈는 일생을 통해 재형성(오래된 뼈가 새로운 뼈로 치환) 과정이 계속되는데, 젊은 시기에는 오래된 뼈가 분해·흡수되는 것보다 새로운 뼈의 형성 속도가 크기 때문에 뼈가 증가된다. 그리고 성인 초기에는 오래된 뼈의 분해·흡수 속도와 새로운 뼈의 형성 속도가 거의 같기 때문에 뼈의 현상을 유지할 수 있다. 그러나 성인 중기(30~40세) 이후에는 새로운 뼈의 형성 속도가 오래된 뼈의 분해·흡수 속도를 따라가지 못해 골밀도의 감소, 골 조직의 위축 등이 일어나며, 이로 인해 골량의 감소가 나타난다. 이 밖에 칼슘 대사에 관여하는 호르몬의 감소, 골조직에 대한 혈액 순환량의 감소, 골 형성에 관여하는 세포 수의 감소와 활성 저하 등이 골조직의 퇴화에 관여한다.

신체 조성과 관련된 모든 요소에 대해 남성을 100으로 했을 때 여성의 비율은 체질량지수(BMI)에서는 95~98, 체중에서는 80~84이며, 25~30세 이후 연령 증가에 따라 지수는 점차 증가하는 경향을 나타낸다.

(2) 신체 기능의 변화

호흡 기능

좌위(sitting position) 호흡 수의 경우, 남성은 20세 이후 일관되게 증가 경향을 보이는데, 25세까지는 연령 증가 곡선이 위쪽으로 오목(凹)형으로 가속적 증가가 나타난다. 그러나 이후의 연령 증가 곡선은 위쪽으로 볼록(凸)형으로 변화되며 감속적인 증가 경향이 60세까지 계속된다. 여성은 25세까지는 현저한 변화를 보이지 않지만, 이후 감속적 증가 경향을 나타낸다. 한편 변화의 범위는, 남성은 20세 18.5회에서 60세 21.5회로 3회 정도이며, 여성은 2회 정도이다. 즉 호흡 수는 연령 증가에 따라 증가되지만, 일반적으로 그 정도는 매우 미미하다.

폐활량

연령 증가에 따른 폐활량의 변화는 남녀 모두 연령 증가에 따라 감소되는데, 남성은 거의 직선적인 감소 경향이 60세까지 계속되고 여성의 경우 40세 무렵부터 이전의 감소 경향보다 약간 급격해진다. 그러나 그 급격함은 남성과 같은 정도이다.

호흡 기능, 순환 기능의 총합적 기능이며, 지구력을 크게 지배하는 최대 산소 섭취량은 연령 증가에 따라 현저한 감소 경향을 보인다. 그러나 남성의 경우 30세 무렵까지의 감소 경향은 그 이후보다 완만하다. 즉 30세 무렵을 경계로 하여 최대 산소 섭취량의 감소가 급격해지며, 이러한 다소 급격한 감소 경향은 60세까지 직선적 경향으로 계속된다. 반면에 여성은 20세 이후 일관되게 거의 직선적으로 남성의 30세 이후와 같은 정도의 기울기로 감소가 계속된다. 남성의 경우는 20대의 최대 산소 섭취량이 최고 수준이나 그에 가까운 근사치를 나타내며, 호흡순환 기능은 최고조 상태를 유지한다. 그러나 같은 20대라도 여성은 최고조를 지나 저하 경향이 시작되며 남성보다 저하 경향이 급격하다.

지구력

남성은 20세에 100.6%였던 것이 60세에 61.4%로 39% 저하되는 데 비해, 여성은 97.1%가 43%로 54% 저하된다. 여성의 남성에 대한 지수로 살펴보면, 20세에도 여성은 남성의 63% 정도이며 이 성차는 연령 증가에 따라 증가되고 60세 때는 45% 정도로까지 지수가 감소된다. 바꿔 말하면, 지구력은 연령 증가에 따라 확실하게 저하된다고 할 수 있다.

그러나 그 저하 경향에는 성차가 있다. 즉 남녀 모두 직선적인 감소 경향을 보이지만, 남성보다 여성의 감소 경향이 다소 급격하다. 즉 20대 전반에는 남녀 모두 최고 수준을 유지하지만, 여성의 경우 25세 무렵에는 저하 경향이 시작된다. 그러나 남성은 30세 후반 무렵부터 저하가 현저해진다고 볼 수 있다. 그리고 60세에는 남성이 최고 수준의 88%로, 여성이 75%로 저하된다. 이와같이 여성의 저하 경향은 남성보다 급격하다. 성차는 20세 무렵 남녀 모두에서 최고 수준을 유지하고 있지만, 여성의 최고 수준은 남성의 약 85% 정도이다. 그리고 성차는 연령 증가에 따라 증가되어 60세 때는 여성이 남성의 73% 정도가 된다.

청소년기까지의 신체적 연령 증가 변화는 증가 · 발육 · 발달의 과정이었지만, 성인기에는 증가 · 발육 · 발달에서, 정체 그리고, 감소 · 저하라고 하는 세 가지 변화의 과정이 생겨난다.

성인기는 신체적 연령 증가 변화의 과정에서 가장 긴 시간을 차지하며, 장년기라고도 불린다. 성인기는 30세 이전을 성인 초기, 30 · 40대를 성인 중기, 50 · 60대를 성인 후기라고 나누는 경우가 많다.

성인 초기인 20대는 여러 가지 측면에서 청소년기의 연속이며, 여러 신체적 요소나 속성이 최고조를 유지하고 있거나 최고조에 도달하는 과정이다. 따라서 형태적으로나 기능적으로나 일생에서 가장 충실한 시기이다. 20대 전반은 발달 가능성이 일생에서 최대이며, 많은 신체적 속성이나 요소들이 20대 후반에는 저하가 시작된다.

성인 중기인 30대에는 모든 신체 기능이나 체력의 저하를 자각하지 못하는 경우가 대부분이지만, 이를 측정해 보면 20세 전반까지에 비해 크게 저하되고 있는 것을 발견할 수 있다. 40대를 지나면, 신체 기능이나 체력의 저하는 자각할 수 있을 정도로 저하되는 것이 일반적이다.

성인 후기가 되면, 모든 신체적 기능이나 속성의 거의 모두에서 저하를 자각할 수 있게 된다. 즉 성인 중기 무렵부터, 개인차는 있지만 신체적으로 모든 기능이나 능력이 확실히 저하 경향을 나타낸다. 그러나 저하 경향은 속성이나 기능에 따라 다르며, 또한 연령에 따라서도 차이가 있다. 그러나 40대에는 대체적으로 저하 경향의 가속화가 남녀 모두에게서 나타난다.

2. 성인기의 건강 이슈

(1) 건강 증진

중년의 건강 증진을 위해 영양 및 운동 관리, 적절한 휴식과 수면이 필요하다. 중년기에는 기초대사량의 감소로 인해 전반적으로 섭취하는 칼로리를 줄일 필요가 있다. 콜레스테롤, 포화지방과 당분 등을 많이 섭취하면 동맥경화증과 심장질환 및 당뇨병을 초래할 수 있으므로 주의가 필요하다.

운동은 심장에 과도한 부담을 주지 않는 것이 좋다. 조깅, 수영, 자전거 타기와 같은 운동은 심맥 관계에 부담을 주지 않으면서, 신체적 · 사회적인 면에서 도움을 줄 수 있다. 운동은 항상 규칙적으로 하는 것이 중요하며, 자신의 건강 상태에 맞게 적당한 양의 운동을 하는 것이 중요하다. 중년 초기부터 점차적으로 수면 양상이 변화되어 수면 시간이 줄어들고, 수면의 질이 떨어져 불안, 피로, 안절부절, 집중력 결핍, 질병 회복 저하를 초래할 수 있다. 중년기의 수면과 휴식을 돕기 위해서는 심리적 · 신체적인 문제 해결 외에도 식습관 조절과 운동, 적절한 약물 등으로 효과를 볼 수 있다.

(2) 스트레스

스트레스란 생리적 · 환경적 역할 요인에 의해 유발되며, 인간 생활에서 항상 존재하며 부정적 작용뿐 아니라 긍정적 작용도 한다. 유익한 스트레스(eustress)는 개인의 흥미를 끌고 활기차게 만들며 유쾌한 변화를 가져오지만, 해로운 스트레스(distress)는 긴장감과 고통을 초래하며, 많은 에너지를 소모시키고, 정신 및 신체적 질환의 원인이 되기도 한다.

스트레스는 중추신경과 내분비계에 영향을 미쳐 호르몬 분비의 변화와 면역계의 작용 변화를 유발한다. 그뿐만 아니라 자율신경 조절에도 영향을 주어 교감신경 항진으로 생리적 변화를 초래하여, 발한, 심박 수 증가, 소화액의 분비 감소 등을 유발한다. 또한 자연살해 세포(natural killer cell: NK) 에도 영향을 주어 스트레스를 받게 되면 NK 세포 수가 감소해 면역에 이상이 올 수 있다. 스트레스로 인한 반응 상태는 다음과 같다.

- 인지 변화 : 기억력 상실, 주의집중 부족, 반복적 질문
- 생리적 변화 : 자율신경 계통의 변화, 빈맥, 발한, 빈뇨, 피로, 변비, 소화불량
- 정서적 변화 : 갑작스럽게 화냄, 불안정함, 우울증
- 영적 변화 : 신을 찾게 됨.

사람들은 일반적으로 경험하고 있는 스트레스에 대응하거나 피함으로써 스트레스 상태를 가볍게 느끼려는 행동적 · 인지적 노력을 하는 속성을 지니고 있다. 스트레스를 조절할 수 있는 방법으로는 자율훈련법, 점진적 이완법, 심상요법, 명상, 신체운동, 바이오피드백, 인지요법, 영양, 운동, 음악요법, 아로마요법 등 다양한 방법이 있다.

(3) 암

암은 비정상적인 세포가 끊임없이 성장하고 몸 전체로 전이되는 질병이다. 정상적인 인체의 세포는 일정한 속도로 성장하고 떨어져 나간

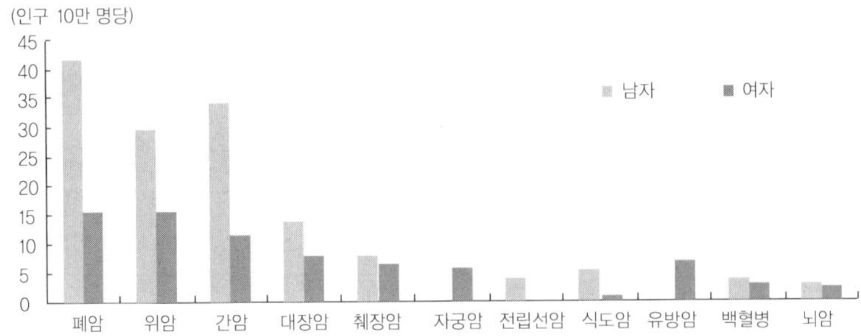

그림 9-3 각종 암의 성별 사망률(통계청, 2005)

조직을 보충하며 손상된 조직을 복구하는 질서정연한 기능을 갖고 있다. 비정상적인 세포는 종양을 만드는데, 이러한 종양은 양성종양과 악성종양으로 나뉜다. 양성종양은 정상 신체 기능을 방해할 수 있고 수술적인 치료를 요하나 대개의 경우 인접 조직으로 퍼지지 않으며, 생명을 위협하지 않는다. 그러나 악성종양은 정상조직을 파괴 · 침범하며, 전이라는 과정을 통해서 세포가 악성종양에서 떨어져 나와 혈관과 림프관을 따라 전신에 퍼져서 그곳에서 새로운 암을 만든다. 암은 경우에 따라서는 급속히 성장해 퍼지기도 하는 반면에 이러한 과정이 수년이 걸릴 정도로 천천히 성장할 수도 있다.

통계청의 2005년 사망 원인 통계에 의하면, 각종 암으로 인한 사망률은 인구 10만 명당 134.5명이었는데, 이를 종류별로 구분하면, 폐암(28.4명), 위암(22.6명), 간암(22.5명), 대장암(12.5명) 순으로 높았으며, 남자는 폐암, 여자는 위암으로 인한 사망률이 가장 높았다. 최근 10년간 폐암, 대장암, 전립선암, 췌장암 등으로 인한 사망률은 증가했으며, 위암과 자궁암으로 인한 사망률은 감소한 것으로 나타났다.

유방암

최근 생활 양식이 서구화되면서 유방암 환자가 계속 증가하는 추세인데, 우리나라의 경우 서양 국가들과는 달리 30~40대 여성에게서 높은 발생률을 보이고 있다. 유방암 검진을 위한 주요 검사로는 유방자가검진, 유방임상진찰, 유방촬영술 등이 있으며, 40세 이상 여성의 경우 2년에 1회 유방촬영술과 유방임상진찰이 권장되고 있다.

자궁경부암

자궁경부암은 저소득층 여성에게서 발생 빈도가 높으며, 위험인자로는 무절제한 성 경험, 자궁경부의 미란 등이 있다. 조기예방으로는 파파니콜라우(Papanicolaou) 도말검사가 추천되고 있는데, 이 검사는 암이 의심되는 부위의 세포를 생검하여 현미경 검사를 하는 것으로 암의 조기 발견에 도움이 된다.

위암

위암은 한국에서 가장 흔히 발생하는 악성종양 중의 하나이며, 최근 들어 헬리코박터파일로리의 감염과 관련 있는 것으로 알려져 있다. 위축성 위염을 앓는 환자에게서 발생률이 높으며, 유전적 소인이 있는 경우와 뜨겁거나 짜거나 자극성 음식을 섭취하는 사람에게서 발병률이 높다. 위암은 조기에 발견해 수술하면 5년 이상 장기 생존율이 90%가 넘는다. 40대 이후부터는 매년 1회 정도 상부 위장 촬영술 또는 위내시경 검사가 권장되고 있다.

간암

간암은 우리나라를 비롯한 아시아 지역에 특히 많이 발생하는 암으로, B형 간염 바이러스 감염, 간경변증 등이 간암의 주요 원인으로 알려져 있으며, 대부분 특이한 증상 없이 질병이 진행되기 때문에 정기검진이 무엇보다 중요하며, B형 간염 예방접종과 음식물이나 약물의 오용을 막는 것이 도움이 된다.

대장암

대장암은 40대 이상의 연령을 포함해서, 가족력, 용종(폴립)이나 염증성 장질환의 병력 등이 위험 요인이다. 지방이 많은 음식은 암을 유발하는 식이 요인이며, 섬유소나 칼슘이 많은 음식은 유발 가능성을 감소시킨다. 서구적인 식습관의 변화로 우리나라에서 대장암 발생률은 현저히 증가하고 있다. 대장암은 조기 발견되면 내시경적 절제나 외과적 요법에 의해 완치될 수 있다.

(4) 만성질환

2005년 통계청이 발표한 우리나라 3대 사망 원인을 살펴보면 암, 뇌혈관질환, 심장질환 순이며, 이는 전체 사망자의 47.3%를 차지한다. 연령대별 사망 원인 1위는 10대는 교통사고, 20~30대는 자살, 40~60대는 암으로, 중년과 노년에 암으로 고통받는 비율이 높아짐을 알 수 있다. 40~50대의 만성질환으로 인한 사망률을 살펴보면, 40대와 50대에서는 간질환 사망률 순위가 각각 3위와 2위를 차지했다. 최근 연구 결과에 의하면, 식습관의 개선, 운동, 금연 등으로 심장병과 당뇨병, 뇌졸중을

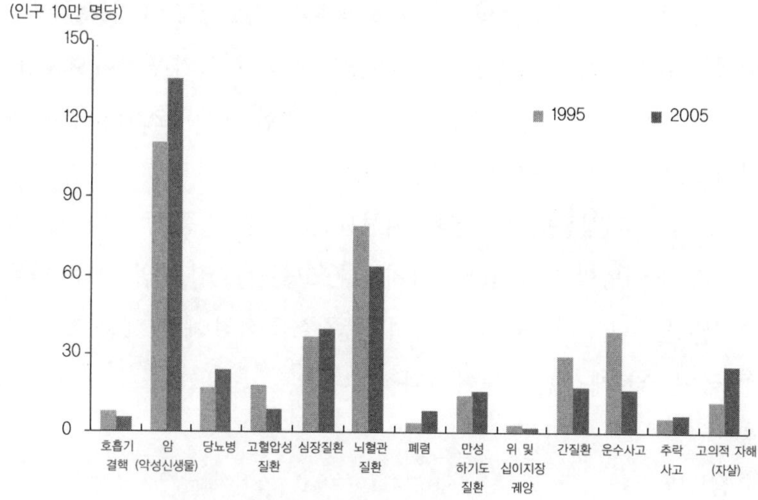

그림 9-4 주요 사망 원인별 사망률 비교(통계청, 1995, 2005)

80% 이상 예방할 수 있으며, 암 사망도 40% 이상 감소시킬 수 있다.

만성질환이란 고혈압, 당뇨병, 뇌졸중(중풍), 간경변증 등과 같은 질환을 말하며, 원인에 노출된 후 다양한 시점에서 증상과 징후가 나타나 장기간 지속된다. 이후 부분적 회복되나 비가역적인 병리적 상태로 인해(관해기, 악화기) 장기간의 감시, 관찰, 간호가 필요하며, 무엇보다 지속적인 자가간호를 유지할 수 있는 환자의 책임감이 요구된다. 1차 예방으로는 건강검진이 추천되며, 2차 예방으로는 조기 진단과 치료로 질병의 진행을 막고 회복을 촉진하는 것이 도움이 되며, 3차 예방으로는 합병증을 예방하고 최적의 기능을 유지하는 것이 포함된다.

고혈압

고혈압은 40대 이후 점진적으로 유병률이 증가하는 뚜렷한 증상이 없는 질환으로 생활 습관의 교정을 통해 어느 정도 조절이 가능한 만성 퇴행성 질환이며, 수축기 혈압이 140mmHg 이상, 이완기 혈압이 90mmHg 이상인 경우를 말한다. 고혈압성 질환으로 인한 사망은 2004년 전체 사망의 2.1%로 9위를 차지했다(보건복지부, 2006).

고혈압은 관상동맥성 심질환, 뇌혈관질환, 신부전증 등 합병증을 일으켜 전체 사망의 50% 이상을 차지한다. 고혈압 조절을 위해서는 약물요법뿐만 아니라 비약물 요법, 특히 운동, 소금 섭취 제한, 체중 조절, 금주, 금연, 스트레스 관리 등이 효과적이다.

당뇨병

당뇨병은 췌장의 베타(β)세포에서 충분한 인슐린을 생산하지 못하거나, 수용기 부분이 인슐린에 민감하지 못해서 발생하는 질환이다. 당뇨병은 2004년 우리나라 성인 사망률의 5위를 차지했는데, 매년 환자가 증가하고 있는 추세이다. 최근 연구 결과 생활 습관 변화가 혈당 감소에 미치는 효과는 투약보다 더 효과적이며, 특히 60세 이상 노인과 약물의 효과가 없는 사람들에게 더 효과적인 것으로 나타났다.

골다공증

골다공증이란 뼈가 가늘고 부서지기 쉬워 골절이 발생하기 쉬운 상태로, 골밀도가 성인의 최대 골밀도보다 2.5 표준편차 이하로 감소된 상태이다. 골다공증은 척추, 골반, 손목 골절의 위험을 증가시키는데, 연령, 마른 체형, 조기 폐경, 흡연, 알코올 남용, 신체 활동 부족, 스테로이드제 사용, 칼슘 섭취 부족, 과다한 소금, 카페인 섭취 등이 위험 요인으로 알려져 있다.

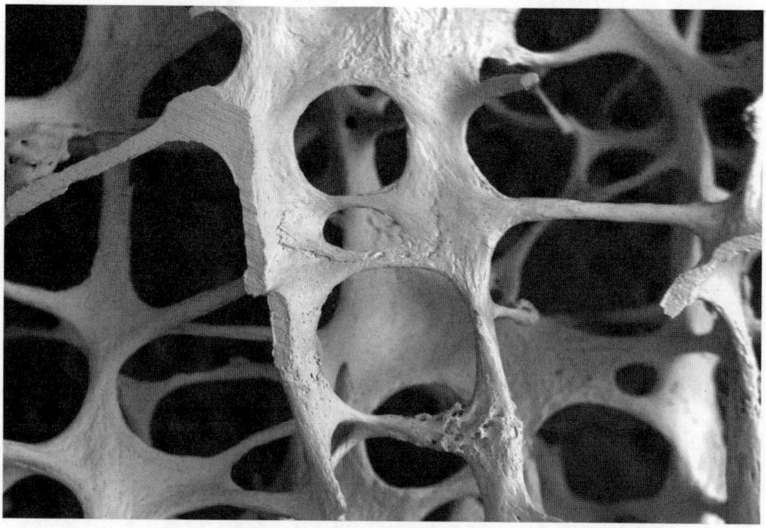

그림 9-5 골다공증과 뼈

골다공증의 가장 좋은 관리는 예방인데, 이를 위해 추천되는 운동에는 체조, 등산, 속보 등이 있으며, 권장 음식으로는 칼슘이 풍부한 우유, 치즈, 멸치 등이 있다. 담배, 술, 과격한 운동과 무리한 체중 감소는 피하는 것이 좋으며, 약물요법으로는 칼슘, 칼시토닌, 비타민D 등이 적용될 수 있다.

3. 성인기의 식생활과 영양관리

(1) 성인기의 식생활과 건강

20세 무렵부터 65세까지의 성인기는 신체적 · 정신적 변화가 끝나고 부분적인 노화가 시작되는 시기로 일생 동안 가장 안정된 기간이다. 성인기는 일생 중에서 가장 왕성하게 사회 활동을 하는 시기이므로 과중한 업무로 인한 스트레스, 불규칙적인 식사, 비만과 각종 성인병이 빈번하게 발생한다. 따라서 좋은 식습관과 운동 습관 그리고 규칙적인 생활 습관을 갖도록 하며, 신체적 · 정신적 건강 유지를 통해 심장병, 당뇨병, 암 등 성인병 예방에 초점을 두는 것이 좋다. 성인기에는 더 이상의 성장이 일어나지 않으므로 에너지 및 영양 필요량은 신체를 유지하기 위해 필요하다. 따라서 성인기의 영양 필요량은 청소년기에 비해 대체로 적거나 같다. 성인기는 상당히 길며, 성인 중반기 이후 생리 기능과 체조성이 점차 변하므로 같은 성인이라고 해도 영양 필요량은 연령층에 따라 차이가 있다.

갱년기는 가임 연령에서 노년기로 넘어가는 중간 시기로 폐경으로 인한 호르몬 분비 감소와 함께 건강에도 변화가 나타난다. 남성의 경우 45세 이상의 중년 남성에서 혈중 남성 호르몬 수치가 3ng/*ml* 미만일 때 남성 갱년기로 정의되며, 남성 호르몬인 테스토스테론의 경우 20세 이상에서 매년 1%씩 감소하는 것으로 알려져 있다. 이와 함께 성욕 감퇴, 무기력감 상승, 근육량 및 근력 감소, 복부 비만 등의 각종 증상이 나타나게 된다. 또한 체지방과 근육량, 근력 감소가 나타나고 체지방 증가에 따라 심혈관계 질환이나 인슐린 저항성 당뇨병, 고혈압, 동맥경화성 질환 등이 발생하기 쉽다. 따라서 과식과 편식을 피하고 신선한 채소, 여러 가지 색의 과일, 콩으로 만든 식품 등을 섭취하고 설탕이나 소금, 패스트푸드 섭취는 줄이거나 피해야 한다. 특히 지나친 음주와 흡연, 카페인 섭취에 주의한다.

여성의 경우 대부분의 여성에서 50세 전후에 폐경을 맞아 난자 배출 기능이 종료된다. 따라서 에스트로겐 생성이 감소되어 혈중 에스트로겐 농도가 60% 정도 떨어진다. 에스트로겐의 생산이 감퇴되면 안면홍조 같은 혈관운동 관련 증상들이 나타난다. 이 밖에 혈중 에스트로겐 농도의 저하는 골격의 상태와 혈중 지질 양상에도 영향을 끼친다. 골격에서는 골질량이 점차 감소하고, 혈액에서는 LDL 콜레스테롤 농도는 상승하고 HDL 콜레스테롤 수준은 저하된다. 또한 나이가 들면서 유방암 발생률이 점차 높아진다. 특히 가족력이 있거나 호르몬 대체요법을 받는 경우 위험도가 더 높은 것으로 보인다. 따라서 중년 여성은 골다공증, 심혈관계 질환 또는 유방암 예방에 특별한 관심을 가질 필요가 있다. 폐경 이후 여성의 심혈관계 질환은 급증하게 되며 골다공증과 자궁암 등의 발생 위험도 커진다. 갱년기 여성이 식사에서 주의를 기울여야 할 내용은 다음과 같다.

① 콩류에 함유된 이소플라본은 여성 호르몬과 유사한 기능으로 갱년기 증상을 완화시켜 줄 수 있으므로 두부와 콩밥 등을 자주 섭취한다.

② 과식하지 않고 소량씩 자주 먹는 것이 안면홍조 예방에 좋다.

③ 지방과 당질 섭취를 줄이고 콩, 두부, 생선 등 양질의 단백질을 섭취한다.

④ 비타민E는 밤에 땀이 많이 나는 증상이나 안면홍조, 피로, 신경과민, 불면증 등 갱년기 증상 완화에 도움이 된다. 씨앗류, 견과류, 소맥, 콩, 배아유를 섭취한다.

⑤ 현미 잡곡밥을 중심으로 매끼 균형 있는 식사가 되도록 한다. 변비가 되지 않게 물과 섬유질을 충분히 섭취한다.

⑥ 골다공증 예방을 위해 유제품 등의 고칼슘 식품을 섭취한다. 그 외 구리, 망간, 아연 등이 부족하지 않게 섭취한다.

⑦ 비타민C는 뼈의 콜라겐 합성에 필수적이며 비타민A, E와 함께 노화를 지연시켜 주는 항산화 영양소이므로 충분히 섭취한다. 그러나 가급적 신선한 채소와 과일, 귤 등 신맛이 나는 식품을 통해 섭취하고, 하루에 2,000mg이 넘지 않도록 한다.

(2) 성인기의 질병과 영양관리

성인기에는 각종 질병 발생이 증가하는 시기이다. 한국인의 사망 원인 중 가장 높은 것은 각종 암에 의한 사망이다.

암과 식생활

암의 원인은 아직 정확하게 밝혀지지 않았지만 여러 역학 연구들에서 발암 요인과 암 발생 간의 인과 관계를 근거로 하여 위험 요인들을 밝혀내고 있다. 세계보건기구(WHO)의 산하기관인 국제암연구소(IARC) 및 미국 국립암협회지(*JNCI*)에서는 전체 암의 70% 정도가 흡연, 감염,

표 9-1 암의 원인

원인	국제암연구소	미국 국립암협회지
흡연	15~30%	30%
만성감염	10~25%	10%
음식	30%	35%
직업	5%	4%
유전	5%	–
생식	5%	7%
음주	3%	3%
환경오염	3%	2%
방사선	3%	3%

출처: 암정보, 제2판, 국립암센터, 2006.

표 9-2 한국인에게서 흔한 암의 일반적인 원인

암 발생 부위	일반적인 원인
위암	식생활(염장식품–짠 음식, 탄 음식, 질산염 등), 헬리코박터균
폐암	흡연, 직업력(비소, 석면 노출 등), 대기오염
간암	간염 바이러스(B형, C형), 간경변증, 아플라톡신
대장암	비만, 고지방식, 과다한 육류 섭취, 저섬유소 식사, 유전적인 요인
유방암	비만, 고지방식, 음주, 여성 호르몬, 유전적 요인
자궁경부암	인유두종 바이러스, 성관계

출처: 암정보, 제2판, 국립암센터, 2006.

음식 등 환경적 요인에 의해 발생한다고 발표했는데(표 9-1), 한국인에게 주로 발생하는 암의 원인 또한 환경적인 요인이 대부분인 것으로 밝혀지고 있다(표 9-2).

암과 관련된 식사 요인은 다음과 같다.

① 비만

비만은 대장암, 유방암(특히, 폐경기 이후), 자궁내막암, 신장암, 식도암 발생 위험도를 증가시킨다고 알려져 있다. 비만은 암뿐만 아니라 고혈압, 당뇨병, 심장병, 고지혈증 등 모든 성인병의 원인이 되므로 미리 예방하는 것이 필요하며, 비만한 사람은 적극적인 체중 조절이 필요하다.

② 지방

고지방식은 대장암, 직장암, 전립선암, 자궁내막암 등의 발생위험도를 증가시킨다. 탄수화물, 단백질, 지방은 우리 몸 안에서 에너지를 만들어 낼 수 있는 영양소로, 이 중 지방은 탄수화물과 단백질에 비해 2배 이상의 에너지를 만들어 낸다. 따라서 고지방식을 하면 비만이 될 가능성이 높고 암의 위험도도 증가하게 된다. 또한 지방의 종류에 따라서도 차이가 있는데, 동물성 지방은 유방암과 전립선암의 발생위험도를 높이는 것으로 알려져 있으며, 생선 기름(어유)은 암 발생위험도를 낮추는 것으로 알려져 있다.

③ 육류 조리시 발생하는 발암물질

육류나 생선을 높은 온도에서 요리할 때, 특히 불꽃에 직접 닿을 때 암을 촉진하는 물질인 헤테로사이클릭 아민(heterocyclic amines)이 육류나 생선의 표면에 형성된다. 그리고 기름이 불 속으로 떨어지면, 음식에 닿는 연기와 불꽃에 의해서 발암물질인 다환방향족 탄화수소(polycyclic aromatic hydrocarbons)가 만들어진다. 따라서 고기를 석쇠에 굽거나 바비큐를 하거나 기름에 튀겨서 섭취하는 경우 위암, 결장암, 직장암, 췌장암, 유방암 등에 걸릴 확률이 높아질 수 있다.

④ 염장식품

소금이나 소금에 절인 음식은 위암에 걸릴 확률을 높이는 것으로 추정된다. 이는 소금에 절인 음식을 많이 먹는 아시아 국가들에서 미국보다 위암 발생률이 높은 것으로 보고되어 있기 때문이다. 따라서 소금의 섭취를 줄이는 것이 암 예방뿐만 아니라 고혈압 등과 같은 성인병을 예방하는 1석 2조의 효과를 가져올 수 있다.

⑤ 항산화제(antioxidants)

항산화제는 유리기(free radical)에 의한 산화적 손상을 막아 주고 암의 위험도를 낮추어 준다고 알려져 있다. 유리기는 세포의 정상적 대사과정 중에서 생기지만, 세포 내 DNA, 단백질, 지질 등을 공격해 손상을 입힌다고 한다. 항산화제는 이런 유리기를 중화시켜 세포 손상 정도를 감소시킨다. 항산화 작용을 가진 것으로 알려져 있는 성분으로는 비타민C, 비타민E, 베타 카로틴 그리고 셀레늄 등이 있다.

⑥ 식이섬유소(dietary fiber)

식이섬유소는 사람의 소화효소로는 분해되지 않아 체내로 흡수될 수는 없지만, 우리 몸의 건강을 유지하기 위해서는 매우 중요한 물질이다. 주로 곡류, 과일, 채소 등에 많이 들어 있다. 식이섬유소가 암 예방에 효과가 있는지는 논란의 여지가 많다. 식이섬유소도 지나치게 많이 섭취했으나 수분 섭취가 부족할 경우 오히려 변을 단단하게 만들어 변비를 유발할 수 있다. 그리고 칼슘, 아연, 철분 등과 같은 무기질의 흡수를 방해할 수 있으며 장내 가스를 많이 발생하게 할 수도 있으므로 지나치게 많은 양을 섭취하는 것은 바람직하지 않다.

⑦ 파이토케미컬(phytochemical)

파이토케미컬은 과일, 채소, 곡류 등의 식물에 함유되어 있는 생리활

표 9-3 암 예방을 위한 생활 습관

1. 다양한 식품을 골고루 섭취하자.
2. 채소와 과일을 충분히 섭취하자.
3. 우유 및 유제품을 매일 먹자.
4. 지방 섭취를 줄이고 활동량을 늘려 표준 체중을 유지하자.
5. 너무 짜거나 뜨거운 음식은 피하자.
6. 불에 직접 탄 음식이나 훈제한 식품은 피하자.
7. 술은 과하지 않게 적당히 마시자.
8. 담배는 절대 피우지 말자.

성을 지닌 자연물질을 의미하는데, 이들 물질은 영양소는 아니지만, 비타민, 무기질, 섬유소 등의 영양소와 더불어 우리 몸이 건강해지도록 도와 준다. 파이토케미컬은 주로 과일과 채소의 색(초록색, 노란색, 빨간색, 청보라색, 흰색)과 많은 관련이 있으며, 다양한 색의 과일과 채소를 섭취하는 것이 암이나 심장질환 같은 만성질환에 걸릴 위험성을 낮춘다고 알려져 있다. 파이토케미컬은 크게 카로티노이드(carotinoids), 페놀(phenols), 알칼로이드(alkaloids), 질소함유 화합물(nitrogen-containing compounds), 유기황화합물(organosulfer compounds)로 나눌 수 있다. 파이토케미컬의 유익한 기능으로는 항산화 작용, 해독 작용, 면역 기능, 호르몬 작용, 항박테리아, 항바이러스 등의 기능이 있으나, 자세한 내용은 아직 밝혀지지 않은 부분이 많다.

골다공증과 식생활

골격은 대사가 끊임없이 일어나는 활성조직으로 성인기에도 약 10%의 뼈는 재형성되는 과정 중에 있다. 성인기에 계속 골밀도를 유지하려면 파골세포의 작용에 의한 골 흡수작용과 조골세포에 따른 골 형성작용이 균형을 이루어야 한다. 성인 초기인 35세 무렵까지 최대 골질량이 축적된 이후로는 매 10년마다 약 3%의 골 손실이 발생하는 것으로 보인다. 이와 같은 노화로 인한 골 손실은 남자와 여자 모두에서 나타난다. 그러나 노화성 골 손실과는 달리 여성의 경우 폐경 이후 폐경으로 인한 골 손실이 나타나는데 이것은 에스트로겐 분비가 감소되면서 파골세포가 부갑상선 호르몬에 민감해져서 골 흡수작용이 촉진되기 때문이다. 폐경 이후 8~10년 동안 매년 5%의 골질량이 손실될 수 있다.

골다공증은 회복이 어렵기 때문에 예방이 중요하다. 골다공증의 예방법으로는 골질량을 최대한 확보하는 것과 골 손실을 최소화하는 두 가지 방법이 있다. 35세 이전까지 최대 골질량을 확보하기 위해서는 골질량이 증가될 수 있는 시기에 칼슘을 비롯해 골격 형성에 요구되는 영양소를 충분히 섭취해야 한다. 35세 이후 골 손실을 최소화하기 위해서는 성인기에도 계속 골격 형성 영양소를 충분히 섭취하고 체중 부하운동 등 신체 활동으로 뼈를 자극해야 한다. 최근에는 폐경기 여성에게 호르몬 대체요법으로 갱년기 증세를 완화하고 골다공증을 예방하기도 한다. 이소플라본 등 식물체 에스트로겐을 함유하는 대두와 대두 제품을 적극 섭취하는 것도 좋은 방법이다.

골다공증의 위험을 증가시키는 식생활 요인으로는 불충분한 칼슘 섭취, 비타민D 결핍, 음주, 커피 음용 등이다. 비타민D의 결핍으로 인해 소화관으로부터 칼슘 흡수나 신장으로부터 칼슘 재흡수가 감소되면 혈중 칼슘 농도가 저하된다. 그러면 PTH 분비량이 많아져 뼈로부터 용출되는 칼슘이 많아진다. 겨울에 햇빛 노출이 감소되어 비타민D 상태가 손상되면 혈중 PTH 수준이 올라간다. 그러므로 비타민D 영양 상태를 양호하게 유지하는 것은 PTH에 의한 골 손실을 지연시킬 수 있다. 과다한 알코올 섭취는 골다공증의 위험 인자이다. 알코올은 조골세포의 기

표 9-4 골다공증의 위험 요인

변경 불가능 요인	변경 가능 요인
아시아인 또는 백인	불충분한 칼슘 섭취
여성	비타민D 영양 불량
가족력	과다한 음주
흰 피부	카페인 과다 섭취
연약한 골격	흡연
질병이나 약물로 인한 골 손실 경험	비만
조기 폐경 또는 폐경 전 난소 제거	좌식 생활 및 운동 부족

능을 손상시키며, 장내 칼슘 흡수를 방해하므로 골 형성을 감소시키는 결과를 가져온다. 과다한 카페인 섭취는 골 손실을 가속화시키는데, 그 영향은 칼슘 섭취량에 의존적인 것으로 보인다. 하루에 450mg(커피 3~5잔)의 카페인 섭취는 칼슘 섭취량이 충분한 경우는 뚜렷한 영향을 보이지 않는다. 기타 골다공증의 위험 요인으로는 〈표 9-4〉와 같이 아시아인 또는 백인, 여성, 가족력, 흰 피부, 연약한 골격, 질병 또는 약물로 인한 골 손실 경험, 이른 폐경이나 난소 제거, 좌식 생활, 흡연, 비만 등이 있다.

대사증후군

대사증후군(代謝症候群, metabolic syndrome)은 고혈압, 복부 비만, 당뇨, 뇌졸중, 심근경색 등 각종 성인병이 한 사람에게 동시다발적으로 발생하는 증상을 말한다. 인슐린 저항성 증후군이라고도 한다. 이 증상은 오래 전부터 알려져 왔으나 1988년 리벤(Gerald M. Reaven)은 이러한 증상들의 공통적인 원인이 체내의 인슐린 작용이 잘 되지 않는 인슐린 저항성임을 주장하고 엑스(X)증후군, 인슐린 저항성 증후군이라고 명명했다. 1998년 세계보건기구는 인슐린 저항성이 이 증상들의 모든 요소를 다 설명할 수 있다는 확증이 없기에 대사증후군으로 부르기로 했다.

대사증후군의 원인은 체내에 인슐린이 있더라도 저항성으로 인해 고혈당은 개선되지 않은 채, 인슐린 농도만 높아지는 데 있다. 주요 증상은 혈당 대사 이상으로 인한 당뇨병, 지질 대사 이상으로 인한 중성지방 증가, 고밀도 콜레스테롤, 나트륨 성분 증가로 인한 고혈압, 요산 증가로 인한 통풍(痛風) 등이다. 식생활과 관련된 원인으로는 비만을 유발하는 과식, 고열량의 간식이나 청량음료의 과다 섭취와 함께 장내 불포화지방산의 섭취 부족, 복합 비타민, 마그네슘 또는 셀레늄 결핍 등이 거론되고 있다. 장내 불포화지방산은 염증 상태를 개선하며, 콜레스테롤 합성 효소의 활성을 저해하고, 렙틴 유전자의 발현을 촉진해 식욕을 억제하며, 혈관 이완작용을 하는 프로스타글란딘 생성을 촉진한다. 그러므로 장내 불포화지방산의 섭취 부족은 대사증후군을 발생시키는 하나의 원인이라고 생각된다.

미국 국립콜레스테롤 교육프로그램(NCEP, 2002)이 제시한 진단 기준은 다음과 같다. 이들 다섯 가지 지표 가운데 세 가지 이상이 기준치를 넘으면 대사증후군으로 본다. 한국인에서 2002년 NCEP ATP III의 비만 정의가 사용되었을 때의 대사증후군의 유병률은 약 15% 이내로 보고되고 있다.

복부 비만 : 허리 둘레 남성 102㎝(동양인 90㎝), 여성 88㎝(동양인 80㎝) 이상
중성지방: 150㎎/㎗ 이상
고밀도 콜레스테롤 : 남성 40㎎/㎗, 여성 50㎎/㎗ 미만
공복 혈당 : 110㎎/㎗ 이상 또는 당뇨병 치료 중
혈압 : 수축기 130㎜Hg 이상 또는 이완기 85㎜Hg 이상

대사증후군은 심혈관질환의 위험과 당뇨병 발병의 위험을 증가시키므로 일단 진단이 되면 이들 질환 발병의 위험을 줄이기 위해 적극적인 치료에 나서야 한다. 일차적인 치료는 건강한 생활 습관을 가지도록 하는 것으로 1년에 5~10%의 체중 감량을 달성할 수 있도록 칼로리를 제한하고, 운동량을 증가시키며, 식사 내용을 변화시켜야 한다. 생활 습관의 개선만으로 충분치 않거나 심혈관질환의 위험도가 매우 높은 경우에는

인슐린 증감제(sensitizer)를 사용해 약물 치료를 할 수 있다. 그러나 치료할 수 있는 뚜렷한 방법은 아직 밝혀지지 않은 만큼 예방이 매우 중요하다. 비만이 가장 근본적인 원인이므로 적절한 체중 유지와 규칙적인 운동으로 예방해야 한다. 또한 스트레스를 받지 않도록 정신적 · 육체적 환경을 잘 조절해 마음을 편안하게 하는 것이 중요하다.

성인기에 많이 나타나는 대사증후군을 예방하기 위한 식생활 지침으로는 비만을 방지하고, 인슐린 저항성을 개선하며, 고인슐린혈증을 낮추기 위한 식사를 하는 것이다. 또한 과잉 에너지를 섭취하지 않아야 하며, 세포에 포도당을 일정한 속도로 공급해야 하므로 과식과 폭식을 피하고, 일정한 양을 일정한 시간에 규칙적으로 섭취한다. 식사와 간식으로 인한 인슐린 요구도를 높이지 않아야 하며 이를 위해 혈당지수가 낮은 식품을 섭취한다. 혈당지수(glycemic index: GI)란 어떤 식품이 어떤 속도로 혈액에 포도당을 제공하며 인슐린 분비를 얼마나 요구하는지를 측정하기 위한 것으로 식품에 함유된 섬유소의 종류(수용성 식이섬유 함유시 GI가 낮음), 음식의 형태(떡>밥), 단순당의 종류(설탕, 포도당>과당), 함께 섭취한 단백질과 지방 함량, 전분의 구조에 따라 달라진다.

4. 성인기의 신체 활동과 운동관리

(1) 성인기의 신체 활동과 운동

중년기에 들어서면서부터 잠재적 질병이 존재할 가능성이 높아지므로 운동을 시작하기 전에는 반드시 의학적인 진단을 받고, 잠재적 질병 유무를 확인하는 것이 상식이다. 특히 돌연사로 연결될 가능성이 있는 순환기 질환에 대해서는 염두에 두고 점검할 필요가 있다. 운동 실시 전에 점검할 사항으로는 문진(가정력), 신체적 상태(심음), 일반검사(뇨, 말초혈액, 생화학), 흉부 X선 사진, 안정시 심전도, 운동 부하 심전도, 각종 체력 테스트 등이 있다.

또한 운동은 각자에게 적합한 운동 원칙에 따라 실시하는 것이 바람직한데, 일반적인 운동 원칙은 다음과 같다.

① 도입 : 체중, 혈압, 심박 수, 자각 증상 등 신체의 상태를 알아야 함.

② 워밍업 단계 : 준비 운동 단계로 관절의 가동성, 근육, 건, 호흡기, 순환기계의 충분한 준비 운동이 필요함. 러닝 운동도 포함됨.

③ 주운동 : 연령, 성별, 체력에 따른 개인차가 크므로 운동 목적에 따른 운동 종류를 선택하고 운동 강도도 고려해야 함.

④ 정리운동 : 운동 후, 안정 상태로 회복시키기 위한 준비 시간.

성인병과 운동

성인병(adult disease)이란 보통 성인에게 많이 나타나는 퇴행성 질병을 말한다. 성인은 대체로 40대 후반 50대의 중년을 말하는데, 성인병을 중년병(middle aged disease)이라고도 하고 운동 부족병이라고도 했으며, 요즈음은 생활습관병이라고도 한다. 대표적인 성인병으로는 비만, 고혈압, 당뇨병, 심장병, 동맥경화 등이 있는데, 여기에서는 대표적으로 고혈압 · 당뇨병 · 심장병의 운동 처방을 살펴보도록 하겠다.

고혈압의 운동 처방

혈압은 심박출량과 말초혈관 저항에 의해 결정된다. 노르아드레날린은 심장 기능을 높이고, 말초혈관을 수축시키는 일을 한다. 이에 대해 던컨(Duncan, 1985), 아라카와(荒川, 1985) 등이 운동에 의한 안정시 혈중 노르아드레날린을 저하시키는 연구를 보고한 바 있다. 전신운동은 동맥경화를 방지하는 작용을 하는 고비중 리포 단백질의 혈중 농도를 증가시키는 일을 함으로써 운동은 고혈압 예방에 효과가 있다. 또한 WHO(1983)에서도 고혈압 치료에는 운동이 바람직하다고 했다. 1984년에는 미국에서도 보행, 수영, 조깅 등의 운동을 고혈압 환자에게 비약물 치료법으로 권장했으며, 1988년에는 운동과 같은 비약물 요법에 의한 혈압 관리가 가장 효과적이라고 했다.

1989년 WHO와 1990년 일본의 후생성에서도 고혈압 치료를 위해 유산소운동 요법을 정식으로 권장하고 있다. 이처럼 비약물 요법 중 운동 요법이 가장 효과가 있다는 것이 과학적으로 증명되었다.

① 운동 강도

고혈압 환자 치료를 위한 운동 강도는 개개인의 체중과 스피드, 신체적 능력에 맞도록 강도를 결정하는 것이 중요하며, 처음에는 걷기부터 시작해 나중에는 달리기로 점차 운동 강도와 운동량을 늘려가는 것이 중요하다.

a. 높은 강도의 운동은 교감신경계와 레닌-안지오텐신 알도스토론계가 항진해 혈압 상승과 Na+저류 등이 일어나 고혈압 증상을 악화시킬 수 있다.

b. 카타콜라민의 증가로 심장에 부담이 크고 심혈관계에 나쁜 영향을 미칠 수 있다. 여러 학자들의 보고를 살펴보면 최대 산소 섭취량의 70% 이상 되는 운동 강도에서는 고혈압 치료의 운동 효과가 없으므로 최대

산소 섭취량의 50% 정도(심박 수 110~130/분)의 운동이 좋다.

c. 단시간의 격렬한 운동보다는 천천히 길게 하는 운동을 해야 피로가 적어서 환자가 쉽게 적응할 수 있다.

d. 낮은 강도의 운동에 동원되는 근섬유는 대부분 지근 섬유(slow twitch fiber)인데, 이는 미토콘드리아와 모세혈관이 증가해 말초혈관에 좋은 영향을 미친다.

② 운동 시간 및 운동 빈도

운동 시간 및 운동 빈도는 30분씩 주 2회 6개월, 60분씩 주 3회 7개월, 그리고 30분씩 주 5회 1개월 간의 운동요법 및 60분씩 주 3회 20주 등을 권장한다. 던컨(J. J. Duncan)은 60분씩 주 3회 16주, 그리고 45분씩 주 3~7회 8주, 하그버그(J. M. Hagberg)는 60분씩 주 3회 37주의 운동요법을 실시해 수축기 및 확장기 혈압이 감소했다고 보고했다.

전반적으로 운동은 고혈압을 강압시키는 효과가 있다는 것은 일치하나 강압 효과의 발현 시기는 최저 8주에서 최고 37주로 개인차가 크다. 평균적인 운동 시간은 1회(30~60분), 주 3회 정도가 적당하다. 예를 들면, 고혈압 환자에게 1.6km를 20분 동안 걷게 하는 경우가 여기에 속한다.

③ 운동의 종류

고혈압 환자에게는 무산소성 운동이 바람직하지 않다. 격렬하고 강한 운동은 혈압이 크게 변하기 때문에 적당하지 않다고 할 수 있다. 그러므로 걷기, 조깅, 자전거 타기, 수영, 기타 전신운동 등 유산소 운동이 가장 적합하다.

a. 걷기운동 프로그램

– 허리를 바로 세우고 배를 내밀지 않은 자세로 반듯이 걷는다.

– 가벼운 걷기나 스트레칭으로 준비운동과 정리운동을 한다.

– 운동 강도는 자신의 체력 수준에 맞게 계획된 시간 내에 일정한 거리를 걷도록 한다.

– 운동 전, 운동 중, 운동 직후 10초간 심박 수를 측정한다.

– 운동 목표 심박 수가 120회/분 정도 되도록 걷기 속도를 조절한다.

– 걷기운동에 적응되면 걷는 거리를 각 단계별로 늘려 나간다.

– 심박 수와 걷기운동 실시 여부를 기록해 참조한다.

– 걷기운동 프로그램은 초 · 중 · 고급으로 나누어 실시한다. 낮은 단계인 초급 단계는 걷기 속도 1,600m/20분, 중급 단계에서는 걷기 속도 1,600m/16분, 고급 단계에서는 1,600m/12분으로 정하고 실시하면 효과적이다.

b. 조깅 프로그램

– 고혈압 환자의 목표 심박 수는 일반적인 목표 심박 수(140~170회/분)보다 낮게 조절해 운동을 실시한다.

c. 자전거 타기 운동 프로그램

– 최고 심박 수의 60% 수준이 되게 목표 심박 수를 정한다.

d. 수영운동 프로그램

– 제1 단계 : 수심이 얕은 곳에서 각종 놀이(걷기, 뛰기, 물싸움, 술래잡기 등)를 통해 물에 적응하도록 한다.

– 제2 단계 : 허리 정도의 수심에서 여러 가지 동작을 취함으로써 뜨기, 가라앉기 등을 하면서 물에 익숙해지도록 한다.

– 제3 단계 : 발로 물을 차거나 손으로 물을 긁어 몸을 추진하는 방법을 터득한다.

– 제4 단계 : 각종 영법의 기본 동작을 연습하고 평형→자유형→배영→접영의 순서로 영법을 익혀 나간다.

당뇨병의 운동 처방

당뇨병은 체내에서 생산하는 인슐린의 양이 부족하거나 생산된 인슐린의 작용 및 기능이 충분치 않아 혈액 속의 포도당 양(혈당)이 지나치게 높아지는 경우, 이로 인해 소변으로 당이 나오는 대사질환이다. 인슐린은 글루코오스를 혈액을 통해 각 세포로 운반시켜 에너지원인 연료 역할을 하도록 하는데 이 때 인슐린이 부족하면 혈중 글루코오스(혈당치)가 올라가게 되고, 혈당치가 올라가면 혈당이 오줌 속에 섞여 배설된다.

당뇨병의 운동 효과에는 단기적 효과와 장기적 효과가 있다. 운동의 단기적 효과로는 근육에서의 에너지 소비가 증가해 혈당이 이용되므로 혈당치의 상승을 억제하는 것이다. 에너지 소비는 지방을 연소시켜서 비만을 개선시켜 줌으로써 비만을 개선하고 덜한 당뇨병의 인슐린 작용 부족에도 중요한 작용이 된다. 운동의 회복기에는 글리코겐의 합성이 활발해져 글루코오스를 축적하는 영향으로 대사작용이 일어나며, 혈당치의 저하가 나타난다.

운동의 장기 효과, 다시 말해서 운동 트레이닝 효과는 근육의 인슐린 감수성을 높여 주는 것이다. 즉 인슐린 작용 효율을 높임으로써 소량의 인슐린으로 글루코오스의 이용물을 증가시켜 인슐린 부족 상태를 경감시킬 수 있다.

간접적으로는 당뇨병의 합병증의 진전 인자를 약화시키는 효과도 있다. 또한 당뇨병에는 뼈의 탈(脫)칼슘이 촉진된다. 그러나 운동으로써 칼슘 상실이 예방된다.

① 운동 강도

a. 당뇨병 환자에 대한 운동 강도는 심폐 기능에 충분한 자극을 주되 과다한 부담을 주어서는 안 된다. 즉 운동 강도의 결정은 본인이 스스로 조절할 수 있는 방법에 의한 것이 가장 중요하다.

b. 실시하는 운동 강도는 최대 능력의 40~80% 사이에서 주의깊게 처방되어야 하며, 처음에는 최대 능력의 40%로 시작하는 것이 가장 적합하다.

c. 운동 강도를 결정하는 데 가장 많이 이용되는 것이 목표 심박 수이다.

d. 목표 심박 수의 산출 방법은 아래와 같다. 최대 심박 수는 220에서 자신의 연령을 뺀 수로 결정한다.

최대 심박 수(MHR) = 220 − 나이
목표 심박 수(THR) = 운동 강도(%) × (최대 심박 수 − 휴식시 심박 수)
+ 휴식시 심박 수
60% 운동 강도의 목표 심박 수 = 0.6 × (180 − 70) + 70
66 + 70 = 136회/분

② 운동 시간 및 운동 빈도

운동 시간은 운동의 종류 및 강도에 따라 다르지만 일반적으로 1회에

20~30분간, 1주에 3~5회 정도 지속하는 것이 적당하다. 1주에 2회 이하의 운동은 그다지 효과를 볼 수 없으며, 6일 이상의 운동은 피로와 부작용을 가져오기도 쉽다.

또한 운동 20~30분간 계속할 수 있는 정도로 하되 시간은 인슐린 의존형 당뇨병 환자의 경우 10~30분 정도 실시하고, 인슐린 비의존형 당뇨병 환자는 일정한 강도를 30분 이상 실시하되 한 시간을 넘기지 않도록 한다.

③ 운동의 종류

a. 에너지 소비운동

당뇨병의 운동요법은 에너지 소비를 목적으로 한 유산소운동 위주로 이루어져야 한다. 운동의 종류는 전신운동으로서 보행, 조깅, 유연성 체조, 자전거 타기, 수영 등이 적당하다. 그러나 매일 계속해서 할 수 있는 보행운동을 기본으로 한 운동부터 실시하는 것이 용이하다.

b. 운동의 실제

운동의 실제에 대해 살펴보면 다음과 같다.

운동 단계	운동 형태	운동 강도	운동 시간	운동 빈도
1단계(4주)	걷기	40%	20~30분	주당 5회
2단계(4주)	조깅, 줄넘기, 수영, 자전거 타기 등	50%	20~30분	주당 5회
3단계(4주)	〃	50~60%	30~40분	주당 5회
4단계(4주)	〃	50~70%	30~60분	주당 5회

표 9-5 건강 성인과 심장병 환자의 운동 처방 비교표

처방	단계 1	단계 2	단계 3	단계 4
	입원 환자	퇴원 후 3개월인 자	퇴원 후 3개월 이후인 자	건강인
빈도	2~3회/ 1일	1~2회/ 1일	3~5회/ 1주	3~5회/ 1주
강도	안정 심박 수의 20% 증가	안정 심박 수의 20% 증가	최대 심박 수의 60~85%	최대 심박 수의 60%~85%
지속 시간	심근경색자: 5~20분 관상동맥 환자: 10~20분	20~60분	30~60분	20~60분
운동 종류	자전거 타기, 걷기	걷기, 걷기-조깅, 자전거 타기, 체조, 웨이트 트레이닝	걷기, 자전거 타기, 조깅, 수영, 체조, 웨이트 트레이닝, 지구력운동	걷기, 조깅, 달리기, 자전거 타기, 수영, 지구력운동, 체조, 웨이트 트레이닝

심장병의 운동 처방

중년기에 사인(死因)으로 심질환이 크게 높은 비율로 나타나고 있다. 중년기의 심질환은 심근으로 혈액을 공급하는 관상동맥경화에 의한 것이 대부분이다. 관상동맥경화가 되면 심장으로의 공급량이 줄어들어서 허혈성 심질환을 일으키게 된다.

운동이 관상동맥 심질환 예방에 효과가 있다는 것을 증명할 수 있는 것은 활동적인 생활을 하는 그룹과 비활동적인 그룹의 관상동맥 심질환의 이환율과 유병률을 비교해 보면 비활동적인 그룹이 활동적인 그룹보다 2배 이상 이환율과 유병률이 높게 나타난다고 한다. 운동은 고비중 리포 단백질의 혈중 농도를 증가시키기 때문에 관상동맥성 심질환 예방에 효과가 있다고 본다.

운동 처방

운동 처방을 결정하는 내용은 운동 강도, 운동 빈도 및 시간, 운동 종류의 네 가지가 기본으로 되어 있다. 이 네 가지를 나타낸 심질환의 운동 처방은 〈표 9-5〉, 〈표 9-6〉과 같다.

표 9-6 심장병 환자의 트레이닝 구성

요소	운동 지속 시간(분)	심장병 환자의 타입
워밍업	15~20 10~15	입원 환자 퇴원 후 3개월인 자 퇴원 후 3개월 이후인 자
근육 트레이닝	10~20	퇴원 후 3개월인 자 퇴원 후 3개월 이후인 자
에어로빅 운동	5~20 20~60 30~60	입원 환자 퇴원 후 3개월인 자 퇴원 후 3개월 이후인 자
정리운동	10	입원 환자 퇴원 후 3개월인 자 퇴원 후 3개월 이후인 자

제10장

노년기의 건강관리

1. 노년기의 발달 특성

노년기는 60대가 되어 직업 생활에서도 정년을 맞이하고, 직업의 일선에서 물러나야 되는 시기이다. 물론 개인에 따라 많은 점에서 차이는 있지만, 모든 사람들이 신체적인 능력 저하, 기능 저하를 실제로 경험하게 된다.

세포 수준에서 살펴보면, 세포의 재형성 기능이 저하되어, 재형성이 느려지고 세포 활동에 수반되는 생화학적 반응의 과정에서 잘못된 반응의 발생이 증가하게 된다. 조직 수준에서는 조직 활동의 효율 저하가 나타나게 된다. 예를 들면, 동맥경화, 혈관의 탄력성 저하, 혈압의 상승, 가스교환율의 저하 등 순환계 기능의 저하, 신경의 자극(impulse) 전달 속도의 저하, 신경의 근지배 효율의 저하 등 신경계 기능의 저하, 시력의 저하(노안), 청력 저하 등 감각 기능의 저하는 출현 시기에 개인차가 있으나 누구에게나 반드시 나타나게 된다. 신경-근의 협응 작업에 의해 가능하게 되는 민첩하고 정확하며 자연스러운 동작 등의 성취 능력 저하 또한 현저하게 나타난다.

(1) 노화설

노화(老化, aging)란 일반적으로 연령 증가에 따라 수반되는 적응 능력의 저하, 기능적 손상의 출현, 최후에는 죽음에 이르는 변화 과정을 의미한다. 그러나 인간의 일생에서 연령 증가(시간 경과)에 따라 수반되는 형태와 기능의 변화에는 ① 증대 · 발육 발달, ② 정체, ③ 감소 · 저하의 세 종류가 있다. 여기에서 감소 · 저하의 과정을 노화라고 한다면, 노화 현상은 능력 저하가 시작되는 시점부터 시작된다고 할 수 있다. 뇌의 신경세포는 생후 1년 정도까지는 증식하지만, 이후는 세포의 재생이 일어나지 않으므로 세포 수는 감소 일변도를 걷는다.

노화 현상은 모든 인간에게 일어나는 것이지만, 그 원인에는 여러 가지 설이 있으며, 아직까지는 어느 설도 정확하다고 확인되지 않고 있다. 여러 설 가운데 비교적 많이 논의되고 있는 설을 몇 가지 소개하면 다음과 같다.

세포과오설(cellular error theory)

한 세포로부터 다른 세포로 필요한 생리적 정보가 전달되어, 세포의 통일체로서의 조직 활동이 적절히 이루어진다는 설이다. 이 생리적 정보 전달의 각 단계에서 발생하는 과오의 영향이 노화 현상을 일으킨다는 것이다.

소모설(wear and tear theory)

인간을 기계에 비유해 노화를 설명하는 개념이다. 기계를 장기간 사용하면 기계의 부속품이 점차로 마모되어 전체적으로 기계의 기능에 고장을 일으키는 것과 마찬가지로 인간도 장기간의 생활 과정에서 세포를 지속적으로 사용하게 되므로 세포 자신의 기능이 저하되고 결과적으로 세포의 통일체인 조직의 기능 저하가 일어나서 노화가 진행된다는 것이다.

상실설(deprivation theory)

연령 증가에 따라 조직을 구성하는 세포가 형태적 · 기능적으로 점차 퇴화되기 시작해, 조직 전체에 노화가 일어난다는 개념이다.

대사 노폐물설(metabolic waste theory)

생체는 일정한 물질적 구성을 유지하기 위해 항상 외계와 물질의 교환을 하는 동적 평형계이며, 생활 활동은 이 물질 교환(대사)의 연속이다. 즉, 이 교환 과정에서 생산된 노폐물이 장기간 축적되어 세포의 정상적인 활동을 방해함으로써 노화가 일어난다는 것이다.

면역설(immunological theory)

연령 증가에 따라 면역 기능이 저하되고 이로 인해 체외의 이물질과 돌연변이를 일으킨 세포 등의 영향으로 체내의 정상적인 생화학적 활동 유지에 지장이 초래되는데, 이러한 문제가 축적되면 세포의 불활성화가 초래되고 질병에 쉽게 이환되면서 그 결과로 노화가 일어난다는 개념이다.

스트레스설(stress theory)

생체가 일단 스트레스를 받게 되면 그 스트레스가 해소되어도 어떠한 형태의 손상을 생체에 남기게 된다. 이 손상들의 장기간에 걸친 축적이 스트레스에 대한 저항력을 저하시키고 생체의 기능 저하를 초래함으로써 노화 현상이 일어나는 것으로 보는 개념이다.

(2) 형태 발달

신장

남자는 16세 무렵에 최고 수준에 도달해서 30세 무렵까지 이 최고 수준이 유지되고 30세 전반 무렵부터 저하가 시작된다. 여자는 15세 무렵에 최고 수준에 도달해 30세 무렵까지 이 최고 수준을 유지하며, 남자와 마찬가지로 30세 전반부터 저하가 시작되어, 50세 전후에는 저하를 자각하게 된다. 성인기에서 이미 설명했지만, 이 저하의 주된 원인은 척추의 길이의 단축이다. 즉 추골(椎骨)과 추골 사이에 존재하는 연골로 구성되어 있는 추간원반(椎間圓盤)의 탄력성 저하에 의한 것이다. 성인 초기에는 이 추간원반 연골의 탄력성이 충분하므로, 하룻밤 수면에 의해 원래의 상태로 되돌아온다. 그러나 나이가 많아지면 이 추간원반의 탄력성이 저하되어 생활하는 동안에 생긴 중력에 의한 추간원반의 압축이 수면에 의해서도 원래의 상태로 충분히 되돌아올 수 없게 된다. 또한 추골 그 자체도 나이가 들어감에 따라 퇴화에 의해 단축된다. 이로 인해 신장의 단축이 일어나며, 60세가 지나면 신장의 저하는 그 이전보다 급격해진다. [그림 10-1]은 60세부터 79세까지의 연령 증가에 따른 신장의 변화를 5년 간격으로 정리한 것이다.

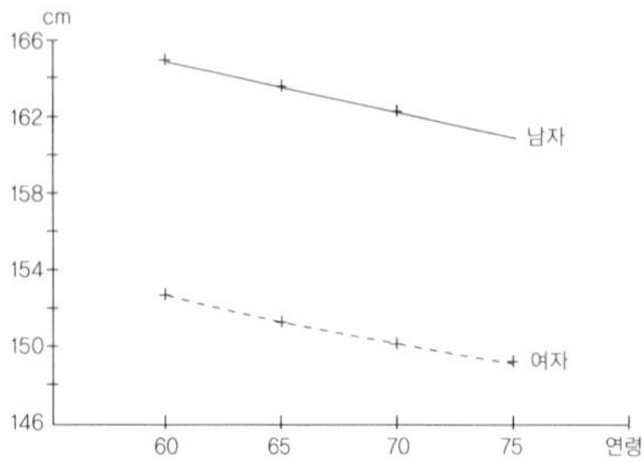

그림 10-1 연령 증가에 따른 신장 변화

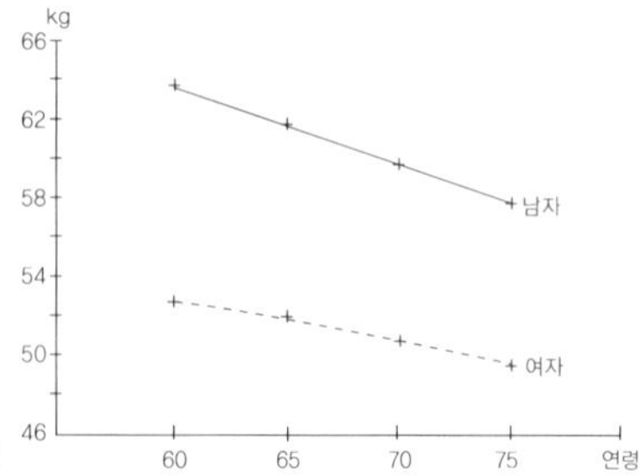

그림 10-2 연령 증가에 따른 체중 변화

체중

[그림 10-2]는 60세부터 79세까지의 연령 증가에 따른 체중의 변화를 나타낸 것이다. 신장과 마찬가지로 체중도 연령이 증가하면서 감소 경향이 분명해진다. 앞서 고찰한 것과 같이, 체중은 남자의 경우 30세 후반까지, 여성은 40세 후반까지 증가하는 것으로 추측되나, 남자의 경우는 신장과 같은 정도이거나 약간 급격한 정도이다. 그러나 60세 이후에는 남 · 여 모두 급격한 저하 현상을 보이는데, 남자는 저하 기울기가 2.2배 정도이지만, 여자는 9.4배까지 그 급격함이 증대한다.

체질량지수(BMI)

체질량지수(BMI)는 신장에 대한 체중의 상대적인 크기를 나타낸 하나의 지표이며, 비만의 예비적 진단에 널리 이용된다. 연령에 따라 BMI에 의한 비만의 진단 기준이 다르나 성인은 〈표 10-1〉의 기준이 널리 이용된다. [그림 10-3]은 20세부터 79세까지의 연령 증가에 따른 BMI의 변화를 5년 주기로 나타낸 것이다. 남자는 50대의 전반 무렵까지 증대하고 그 이후 감소하나, 여자는 60대 후반까지 증대한다. 즉 남자는 BMI가

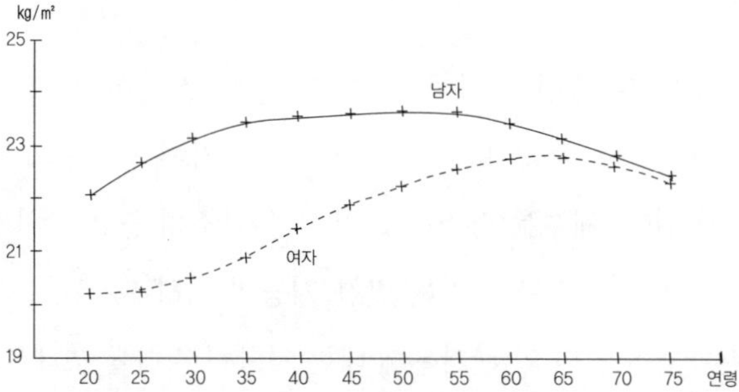

그림 10-3 BMI 연령 변화

표 10-1 BMI에 의한 형태 진단 기준(성인)

	BMI
저체중	~20
정상	21~24
과체중	25~29
비만	30~

최고조에 도달한 후 감소하기 시작하는 반면 여자는 계속 증대 경향을 보인다. 여자는 30대 전반 무렵까지 비교적 완만한 증대 경향을 보이나, 30대 후반부터 급격한 증대 경향을 60대까지 지속해 60대 후반에서 최고조에 도달한다. 이에 비해 남자는 30대 후반까지 감속(減速)적인 증대가 지속되고 이후 50대 전반까지 극히 완만한 증대가 지속된다. 이러한 결과, 30대 전반까지는 성차에서 증대 경향을 보이나 이후 점차로 감소해 70대 후반에는 성차가 보이지 않게 된다. 이와 같은 연령 증가에 따른 BMI의 변화는 남자의 경우 나이가 많아짐에 따라 나타나는 근량의 감소에, 여자는 근량의 감소와 체지방량의 증대에 크게 의존한다고 볼 수 있다.

신체 조성

체수분(수분)은 생명 유지에 필수 불가결한 성분이며, 태아 체중의 약 90%를 차지한다. 이후 발육 과정에서 성인기에는 체중의 50% 이하로 줄어들게 된다. 체수분 감소는 노인 체중 감소의 중요한 원인 가운데 하나이다. 이러한 체수분 감소는 발한 기능의 저하 및 호흡, 순환 기능의 저하와 함께 노인의 외부 기온에 대한 저항력 저하를 초래한다.

남자는 40대 후반부터, 여자는 50대 전반부터 체중 감소가 시작되어 이 감소 경향은 노년기에도 지속된다. 체중에 대한 체지방의 비율은 연령이 증가함에 따라 증대한다. 남자는 사지의 피하지방이 감소되고, 구간부의 피하 및 내장지방의 침착이 증대한다. 노인의 복부 내장지방은 대퇴부 피하지방의 약 4배인 것으로 보고되고 있다. 노년기에는 근 조직의 일부가 지방으로 치환되는 조직 변화가 일어나, 근 기능 저하가 촉진되는 하나의 원인이 된다. 그러나 노년기에는 나이가 들면 들수록 체지방량의 감소가 지속되는 것이 일반적이다.

제지방 체중은 성인기에서 고찰한 바와 같이, 남자는 45세 무렵부터, 여자는 55세 무렵부터 감소하기 시작한다. 이 감소는 주로 근 조직의 위축에 의한 것이다. 그리하여, 80세 무렵에는 40세 무렵에 비해 남자의 경우 20%가 감소하고, 여자는 약 10%가 감소하는 것으로 나타난다.

뼈(骨)는 30대 중반부터 뼈의 재생 능력이 뼈의 쇠퇴 속도보다 약화되어 결국 뼈의 양의 감소(1%/年)가 나타난다. 이것은 또한 미세한 골절을 일으키고, 이 미세한 골절은 연령이 증가할수록 축적되어 간다. 그리하여 노년기에는 뼈의 변형이나 그 이외의 보상적 변화가 자주 일어난다. 요즈음은 생활 습관의 변화로 그다지 볼 수 없게 되었지만, 노인의 허리가 굽고 다리가 휘는 증상 등이 바로 그것이다. 이러한 뼈의 형태적 변화는 노인의 적응 변화이기도 하다. 노년기의 뼈는 무기질이 많아 탄력성이 결여되고, 다공질화(多孔質化)되어서 일반적으로 약한 편이다. 그러나, 노년기라고 하더라도 개인차가 크며, 평소 영양 섭취량과 방법, 운동 실시 상황 등이 뼈의 재생 촉진 및 건강한 뼈 상태 유지에 크게 관련이 있다는 사실은 널리 알려져 있다.

(3) 신체 기능

근 기능

연령이 많아질수록 근력이 저하하게 되는데, 정적 근력은 남·여 모두 60세 이후 노년기의 저하 경향이 그 이전보다 급격하다. 60세 무렵에는 여자의 근력이 남자의 61% 정도이지만, 나이가 많아질수록 성차는 감소하는 경향을 보인다. 연령 증가에 따른 근 지구력의 변화는 정적 근력의 연령 증가에 따른 변화와 같은 경향을 나타내는데, 정적 근력의 저하 기울기보다 크며(남자 약 1.7배, 여자 약 1.4배), 저하 경향은 정적 근력보다 급격하다.

정적 근력은 남·여 모두 40~44세, 근 지구력은 남·여 모두 18세부터 저하 경향이 시작되는 것으로 추측된다. 성차를 살펴볼 때, 60~64세 무렵에 여자가 남자의 58.2% 정도의 능력이었던 것이, 연령 증가와 함께 점차 감소되어 75~79세에는 50%가 된다. 즉 성차는 연령이 많아질수록 확대되는 것이다. 근력, 근지구력의 연령 증가에 따른 저하는 근량의 감소, 근의 피로 회복 능력의 저하에 의한 것이다. 근량의 감소는 근섬유 수의 감소와 근섬유에 존재하는 운동 단위(운동 뉴런, 축색 등)의 수 및 이러한 운동 단위가 내재하는 근섬유 수의 감소에 의한 것이다. 근섬유 수의 감소는 속근 섬유(fast twitch fiber) 수의 감소가 지근 섬유(slow twitch fiber) 수의 감소보다 큰 것으로 알려져 있으나, 학계에서 일치된 견해는 아니다.

호흡 · 순환 기능

연령이 많아질수록 근 기능이 저하하는 것과 마찬가지로 호흡 · 순환 기능 또한 저하한다.

① 심장의 형태적 변화

심장은 노년기가 되면, 근 탄력성 저하로 인해 효과적인 펌프 작용이 어려워진다. 연령 증가에 따른 혈관구조의 변화(혈관의 탄력성 저하, 동맥경화 등)와 이 변화에 적응해 혈액을 송출하기 위해서 혈압도 연령이 많아질수록 높아지는데, 이 혈압 증대를 유지하기 위해 더 강한 심근의 수축이 필요하게 된다. 노인의 경우, 심장의 심실은 확장기에도 젊은이의 심실처럼 충분히 확장되지 못하는 경우가 많다. 근육의 긴장이 충분하지 못하므로 좌심방을 좀더 강하게 수축시켜서 혈액을 심실에 송출하지 않으면 안 된다. 결과적으로, 좌심방의 근이 비대해져서 강력한 펌프 작용이 가능하게 되는 것이다.

② 심박 수

노인의 안정시 심박 수는 청년이나 성인과 별다른 차이가 없다. 그러나 최대 심박 수는 청년 · 성인의 경우 평균적으로 매분 약 190박인데 비해, 노인의 경우는 약 170박으로, 필요에 적응하기 위한 심장 활동의 여유 능력은 연령이 증가할수록 감소되는 것으로 추측된다. 따라서 운동

후의 심박 수 회복은 노인이 청년보다 느리다. 이와같이, 노년기가 되면 변화에 대한 여유 및 회복 속도의 저하가 명백한 노화 현상으로 나타난다.

③ 심박출량, 혈압

노년기 심장의 형태적 상태 및 좌심실로 운반되는 혈액량의 감소로 인해 1회 박출량은 감소되며, 결과적으로 1분간 총 박출량도 감소하게 된다. 노년기에는 더 높은 압력으로 혈액을 심실로부터 송출할 필요가 있다. 그만큼 심장이 실제 담당하는 일의 양(量, work load)과 심실 수축에 따른 동맥 혈관의 저항을 나타내는 수축기 혈압 및 확장기 혈압도 증대한다. 일반적으로 연령이 증가함에 따라 나타나는 혈압 변화로서는 수축기 혈압의 증대가 확장기 혈압의 증대보다 현저하다.

④ 폐 기능

일상적인 활동시에 행해지는 폐 환기량을 폐기량(lung volume)이라고 부르는데, 이 폐기량은 연령 증가에 따라 크게 변화하지는 않는다. 특히, 1회 환기량(tidal volume), 예비 호기량(expiratory reserve volume), 예비 흡기량(inspiratory reserve volume), 잔기량(residual volume) 등은 연령 증가에 따른 변화가 그다지 없다. 그러나 폐활량(forced vital capacity)은 성인 중기 이후 연령 증가에 따라 명확히 감소한다. 60세 때 폐활량은 20세 폐활량에 비해 남 · 여 모두 약 75% 정도로 감소한다. 이것은 연령이 증가할수록 폐조직 및 흉곽벽의 탄력성이 저하됨으로 인해 필요한 호흡운동에 더 많은 에너지가 요구되며, 동시에 젊었을 때는 가능했던 흡기량을 나이가 들면 확보할 수 없게 되는 것이 가장 큰 원인이다. 또한, 폐포와 동맥 간 가스 교환의 효율 저하 및 폐동맥혈관 저항의 증대도 연령 증가에 따른 호흡 기능 저하의 원인이 되고 있다.

⑤ 유기적 작업 능력(aerobic capacity)

유기(有氣)적 작업 능력의 가장 유효한 지표인 체중당 산소 섭취량 및 최대 산소 섭취량은 연령이 증가함에 따라 감소한다. 특히, 산소 섭취량은 60세 이상의 노년기에는 가속적으로 저하한다. 연령 증가에 따른 최대 산소 섭취량 감소의 주된 원인은 최대 심박 수의 감소이다. 또한, 근 조직의 퇴화, 산소 이용 효율의 저하, 산소 운반 효율의 저하 등이 연령 증가에 따른 유기적 작업 능력 저하의 주된 원인이라고 볼 수 있다. 노년기를 정리하면 다음과 같다.

노화는 생리적인 의미로는, 신체적으로 이미 기능과 능력의 저하가 시작되는 성인 초기부터 시작된다. 노화 과정의 초기에는 그 노화 현상을 자각할 정도의 감소 · 저하를 인식하는 것이 어렵지만, 성인 중기 이후가 되면 신체적 모든 기능의 저하를 스스로 느낄 수 있게 되며 노화를 자각하게 된다. 60대가 되어 직업상 정년을 맞이하게 되면, 자신만이 아니라 가족들의 생활도 크게 변화하는 경우가 많다. 오랫동안 이어온 생명 활동은 이에 관여하는 모든 기관 · 장기 조직의 소멸과 변형을 경험하게 되며, 이로 인해 모든 조직의 활동 효율이 저하하게 된다. 노화는 인간이 피할 수 없는 자연 현상이다.

현재로서는 노화의 원인에 대해 일반적으로 인정할 수 있는 확립된 이론은 아직 없다. 그러나 생활 활동에 관여하는 모든 기관 · 조직의 활동이 그 모든 기관 · 조직의 기능을 저하시킨다고 하는 노화 현상에 대한 정의에 대해서는 여러 가지 노화설이 일치하고 있다. 또한 모든 기관·기능의 저하 원인에 대해서도 여러 가지 가설이 있는데, 그 가설에 입각해 노화를 설명하고 있는 현실이다. 분명히 형태적으로나 기능적으로 감소·저하 경향을 보이는 것이 노년기의 특성이지만, 이것이 '기능적 증대(향상)의 가능성이 전혀 없다(無)'는 것을 의미하는 것은 아니다. 바꿔 말하면, 기능적 향상 가능성이 크게 저하하지만 0(無)은 아니고 트레이닝에 의한 기능적 향상의 가능성이 충분히 남아 있다고 볼 수 있다.

2. 노년기의 건강 이슈

(1) 노인 인구의 증가

우리나라는 2006년 65세 이상 노인 인구의 비율이 9.5%로 지난 2000년에 고령화사회(aging society)에 진입한 이후 고령화가 심화되어, 향후 2018년에는 노인 인구 비율이 14.3%가 되어 고령사회(aged society)에 진입하고, 2026년에는 20.8%가 되어 초고령사회(super aging society)에 도달할 것으로 전망된다(통계청, 2006). 우리나라에서는 65세 이상 고령인구의 증가 속도가 매우 빨라서, 고령화사회에서 고령사회로 옮겨가는 데 걸리는 기간은 약 20년으로 예상된다. 이에 비해 프랑스는 115년, 스웨덴은 85년, 미국은 75년, 독일은 40년, 일본은 24년이 걸렸다.

노인 인구의 증가와 함께 노인 의료비 지출도 빠른 속도로 증가하고 있는데, 2004년 우리나라 노인 인구는 1990년에 비해 1.9배 증가했지만, 같은 기간 동안 노인 의료비는 21.5배 증가했으며, 건강보험 총 진료비

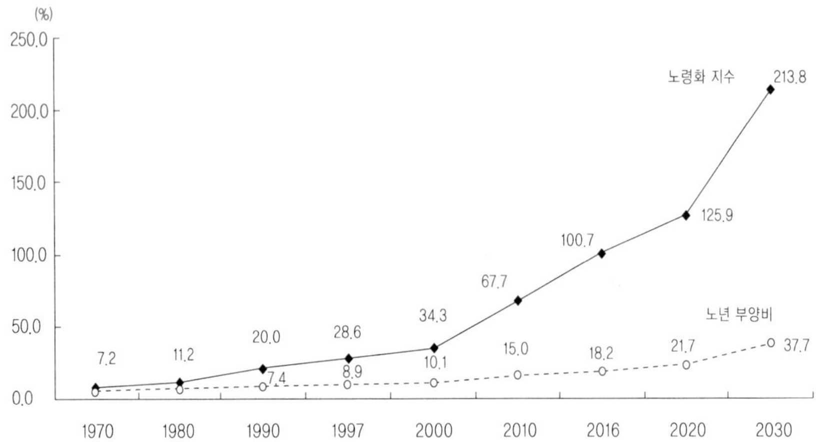

그림 10-4 노년 부양비 및 노령화 지수 추이
(통계청, 2006)

의 22.8%를 차지한다(국민건강보험공단, 2005). 우리나라의 인구 고령화 속도는 세계적으로 비교해 볼 때 매우 빠르므로, 이로 인한 사회경제적인 노인 문제 또한 중요한 사회 문제가 되고 있다.

사회적 측면에서 노인 인구 부양을 위한 생산 가능 인구의 조세 및 사회보장비 부담 증가로 세대 간 갈등이 야기될 가능성이 높다. 노인 부양 부담이 계속 증가해 2005년에는 생산 가능 인구 8.2명이 노인 1명을 부양했으나 2020년에는 4.6명, 2050년에는 1.4명이 노인 1명을 부양할 것으로 예측된다.

(2) 노인의 건강 특성

노인의 약 87%가 각종 노인성 만성 질환자로, 관절염 · 고혈압 · 뇌졸중 · 당뇨병 · 소화성 궤양 등의 질환을 앓고 있으며, 노인의 54%는 만성

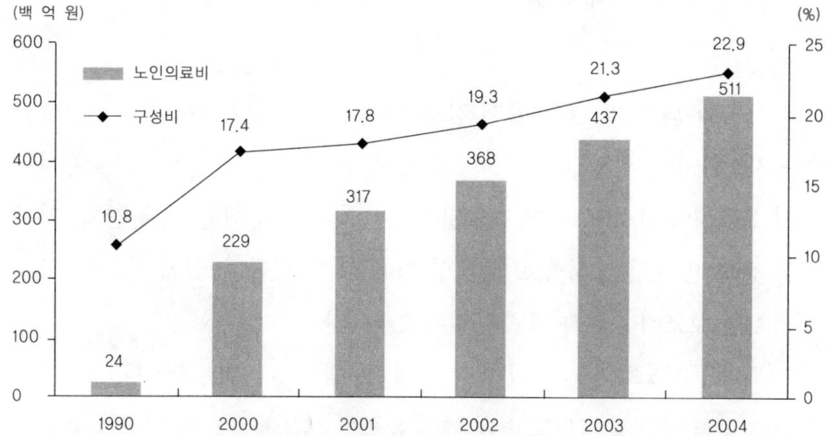

그림 10-5 65세 이상 노인 의료비 추이
(출처: 건강보험심사평가원)

질환을 3개 이상 보유하고 있는 것으로 나타났다(보건복지부/ 보건사회연구원, 2005).

노인의 치매 유병률은 약 8~10%로 노인 인구 증가와 함께 점차 증가하고 있으며, 요보호 노인은 노인 인구의 12%로 노인들의 평균수명의 연장이 아닌 건강수명 연장 측면에서 관심이 요구되고 있다. 실제로 우리나라 노인의 평균수명은 78.6세(통계청, 2006)인 반면, 평균 건강수명은 67.8세로 노인의 건강 증진을 위한 체계적인 관리가 요구되고 있다.

노인의 질병 특성은 증상이 모호하고, 여러 가지의 질병이 동시에 존재하며, 만성 퇴행성 질환으로 합병증을 동반하기 쉽다. 또한 질병과 질병, 질병과 약물 간의 상호작용으로 치료 부작용의 위험성이 높으며, 사회경제적 요인과 같은 의료 외적인 영향을 많이 받는다. 우리나라 노인들은 질병, 외로움, 소외, 빈곤의 4고(苦)를 겪고 있으며, 노인보건 복지 및 장기요보호의 필요성이 증가되고 있다.

(3) 노인의 건강 증진

노인이 되면 기초대사율이 감소하게 되어 과거의 식사량을 그대로 유지하면 비만이 생길 수 있으므로 중년기에 비해 열량을 20~25% 줄여서 섭취해야 한다. 노화와 만성질환으로 인한 식이 제한, 식욕 감퇴, 연하 장애, 영양 흡수 저하로 인해 영양의 결핍이 있을 수 있기 때문에, 이를 위한 보조적 수단과 대책 마련이 요구된다.

노인들은 노화와 더불어 건강 문제, 통증, 야뇨, 스트레스 등으로 성인에 비해 잠들기 어렵고 쉽게 깨며 꿈꾸는 시간이 감소해 적절한 수면이 방해받게 된다. 수면과 휴식의 변화는 노인의 생활 양식을 변화시키고, 식욕 상실과 피로를 유발한다.

노인이 장기간 활동을 하지 않거나 침대에 누워 있으면 신체적인 부작용은 물론 심리적으로도 부정적인 결과를 초래하게 되므로 적절한 운동이 필요하다. 노인에게 권장되는 운동으로는 유산소운동(조깅, 수영, 자전거 타기), 유연성 신장운동(스트레칭), 근력 증진운동(벽밀기, 아령들기, 팔굽혀펴기) 등이 있다.

노화로 인한 신체적 변화와 질병으로 인한 취약성 때문에 낙상, 자동차 사고의 위험이 높으며, 이로 인해 초래된 골절과 손상으로 기동성과 독립성을 상실함으로써 삶의 질이 저하될 수 있다. 처방 약물과 비처방 약물의 과다 복용과 오남용 문제는 노인의 건강에 심각한 위협이 되고 있다. 성분이 비슷한 약물을 함께 복용, 오래된 약물 복용하거나, 약물 오남용은 노인의 인지 기능을 손상시키고, 낙상, 대소변 실금 등 다양한 문제를 초래할 수 있어 노인의 안전한 투약을 위한 주의가 요구된다.

(4) 뇌졸중(중풍)

뇌혈관 질환은 우리나라의 사망 원인 2위를 차지하고 있다(통계청, 2006). 뇌졸중은 뇌혈관이 혈전이나 색전에 의해 폐색되거나 뇌혈관 파열로 인한 출혈로 유발되는데, 고혈압, 고지혈증, 심장이상, 당뇨병과 같은 질환이 뇌졸중 유발과 관련이 있다. 뇌졸중의 증상으로는 의식 상실, 두통, 구토, 편마비, 감각장애, 실어증 등이 있다. 뇌에 산소 공급이 안 될 경우 뇌세포 기능이 정지되고 수분 내 세포가 파괴되어 영구적인 손상을 유발할 수 있기 때문에, 응급 상황시 대처가 중요하다. 실제로 뇌졸중 후 3시간 이내에 약물 치료를 할 경우 뇌 손상을 줄이는 데 효과적이라는 연구 결과가 있다.

(5) 치매

치매란 뇌가 후천적인 외상이나 질병 등에 의해서 기질적으로 손상 또는 파괴되어 전반적으로 지능, 학습, 언어 등의 인지 기능과 고등 정신 기능이 감퇴되는 복합적인 임상증후군을 말한다. 노인 치매 인구는 약 8~10%로 한국의 노인성 치매 환자의 수는 잠정적으로 1990년에는 약 20만 명, 2020년에는 약 50만 명으로 예상되고 있다. 치매의 원인을 살펴보면 원인 불명이 48%(주로 알츠하이머형 치매), 알코올성 치매가 10%, 다발성 경색 치매가 9%, 두개강 뇌종양이 5%로 내과, 신경과, 정신과 질환 등 다양한 원인으로 영향을 미치는 질환이다. 치매에 걸리면 지적 기능 저하와 기억력 장애로 문제 해결 능력 및 판단력이 손상되며, 사고와 판단 기능 장애로 안전의 위험이 따른다. 또한 치매는 치료보다는 돌보는 데 중점을 두어야 하기 때문에 가족과 주변 사람들에게도 고통과 문제를 불러일으킨다.

(6) 낙상

노인이 낙상을 하게 되면 골절과 손상이 초래되는데 주로 고관절, 손목관절 및 척추에 골절이 쉽게 발생한다. 75세 이상의 노인에게서 낙상과 관련된 사망이 70%로 나타나고 있어, 낙상은 노인의 건강과 관련해서 중요한 문제이다. 낙상의 위험 요인으로는 시력 감소, 백내장, 빈뇨와 같은 노화로 인한 변화, 부적절한 기동성 보장구의 사용, 항고혈압 제제, 진정제, 이뇨제와 같은 약물의 복용, 기립성 저혈압, 실금, 현기증, 자세 불안정과 같은 질병과 관련된 증상들이 있다. 이 밖에서도 젖은 바닥, 어두운 조명과 같은 환경적 위험 요인들이 있는데, 낙상은 집, 병원, 장기 요양시설뿐 아니라 모든 장소에서 발생할 수 있다.

(7) 요실금

요실금이란 방광과 요도 괄약근의 조절 기능의 장애이며, 불수의적으로 소변의 유출이 있는 것을 말한다. 대한배뇨장애 및 요실금학회(2004)에서 전국 30세 이상 2,577명을 대상으로 실시한 요실금 실태조사에 따르면, 전체의 23.9%(남 6.4%, 여 41.1%)가 지난 1개월 간 한 차례 이상 요실금을 경험한 것으로 나타났다. 요실금은 피부 자극과 손상, 욕창, 죄책감, 좌절감 등의 신체적 · 정신적 · 사회적인 불편감을 일으킨다.

(8) 노인 학대

노인 학대란 노인 스스로 자기를 돌보지 않거나(자기 무시), 노인의 부양이나 수발을 담당하고 있는 부양자가 의도적 또는 비의도적으로 노인에게 신체적 · 정서적 · 성적 · 재정적인 손상을 가하거나 부양 의무를 소홀히 하는 것을 의미한다. 학대의 유형으로는 학대의 행위와 관련해서 신체적 학대, 정서적 · 심리적 학대, 언어적 학대, 재정적 · 물질적 학대, 성적 학대, 소극적 또는 적극적 방임 및 자기방임으로 분류된다.

(9) 상실과 죽음

죽음은 어떤 연령층에서도 발생할 수 있으나 노인과는 더욱 밀접해서 65세 이상 노인의 사망률은 전체 사망률의 80%를 차지한다. 노화와 관련해 건강이 악화되거나, 고립과 외로움, 무가치함, 타인에의 의존 등이 나타날 때 죽음을 생각하게 되며, 배우자, 가족, 친구의 죽음으로 인한 상실을 경험하게 된다. 가족이나 가까운 사람과의 사별을 경험하면 애도 과정을 겪게 되는데, 애도 과정은 충격기, 집중적 애도기, 재조직기를 거쳐 적응하는 시기로 나누어 볼 수 있다. 죽음에 대한 보편적인 반응은 두려움이며, 주변인의 죽음으로 인한 반응은 부정, 분노, 죄의식, 외로움, 수면장애, 죽은 자에 대한 집착 등이 나타날 수 있다. 배우자와 사별한 노인은 유배우자 노인에 비해 6개월에서 1년 사이에 심리적인 문제와 신체 질병 발생률이 높으며, 특히 사별한 남자 노인은 유배우자 노인에 비해 사망률이 40% 이상 높다는 연구 결과가 있다.

(10) 노인시설 이용

핵가족화, 여성의 사회 참여 증가, 간병 기간의 장기화로 노인 부양 곤란 등의 이유로 가정에서 노인 부양의 한계점을 해결하기 위해 노인시설들의 요구도가 증가하고 있다. 2007년 우리나라 노인 요양시설의 수는 총 224개소이며, 2006년 노인 요양시설의 총 정원은 41만 천 명으로 시설기존 입소자 23만 천 명을 고려하면 전체 충족률은 75%밖에 되지 않는다. 이를 고려해 정부는 노후 생활의 안정을 도모하고 가계 부담을 경감하고자 2008년부터 노인장기요양보험제도를 도입하여 시행할 예정이다.

노인 의료복지 시설에는 치매, 중풍 등 노인성 질환 등으로 심신에 상당한 장애가 발생한 노인의 급식, 요양의 편의를 제공하는 노인 요양시설과 가정과 같은 주거 여건을 제공하는 노인요양 공동생활 가정, 노인을 대상으로 의료를 행하는 시설인 노인전문병원이 있다.

3. 노년기의 식생활과 영양관리

(1) 노년기의 식생활과 건강

노년기가 되면 은퇴에 따른 경제적 압박, 자녀들의 독립이나 배우자 사별에 따른 고독, 소외감, 우울감 등의 사회심리적 변화와 함께 신체적으로도 여러 가지 변화가 나타난다. 나이가 들어감에 따라 건강을 유지하는 것이 최대의 관심사이며, 자연스럽게 각종 보약과 비싼 건강 기능

식품들에 건강을 의지하려는 사람들도 많아진다. 그러나 건강한 식사와 생활 습관만이 노후에도 건강과 활력을 보장하는 데 지속적으로 기여할 수 있다. 노인의 대부분이 투약이 필요한 만성질환을 앓고 있으며 노인의 만성질환 유병률 증가는 국민의 의료비 증가를 초래하게 된다.

노년기의 식생활에 영향을 주는 요인

누구나 오래 사는 것을 원하고 있고 장수도 중요하지만 그것보다 더 중요한 것은 건강하게 오래 사는 것이다. 평균수명이 '앞으로 몇 년 살 수 있는가'를 나타내는 생존의 양(量)적 개념이라면 건강수명은 '앞으로 몇 년 건강하게 살 수 있는가'를 측정하는 것으로 건강과 생활의 질도 고려한 새로운 건강지표이다. 건강수명을 최대한 연장시키기 위해서는 올바른 식생활을 하는 것이 중요하다.

나이가 들면 미각세포의 감소(30%)로 맛감각의 둔화되며 후각 감퇴로 식품 섭취가 감소된다. 젊었을 때에 비해 미뢰 세포의 수가 1/2 ~ 1/3 정도로 감소하며 구조 변화도 나타난다. 미각의 변화는 네 가지 기본 맛에 대한 미각 변화를 비교했을 때 단맛은 여대생에 비해 약 1.4배, 짠맛에 대한 인식 역치가 2배 이상 높았으며, 신맛의 역치는 0.7 배 정도 감소했고, 쓴맛은 1.4 배 정도 높아져서 맛의 절대 한계 농도 및 인식 한계 농도에 변화가 나타났다.

치주 질환과 치아 탈락 및 소화액 분비 감소로 인해 저작이 곤란해지고 소화에 지장을 주기도 한다. 따라서 부드러운 질감의 식품을 위주로 섭취함에 따라 에너지와 일부 영양소만 공급하게 되고 신선한 채소 섭취 감소로 단백질, 비타민, 무기질의 공급이 불량하게 되는 경우가 많다. 또한 위점막의 위축으로 무산증이 24~65% 나타나고 있다. 간과 담낭 기능 약화는 담즙 분비 저하와 췌장 리파아제(Lipase) 감소를 가져와서 지방소화율이 저하되고 배에 가스가 차기 쉽다. 심장 기능과 순환계 변화로 말초조직 세포로 영양 공급이 잘 안 되며 간 기능 저하로 영양소 대사 활성이 감소한다. 또한 신장 기능 감소와 만성적 변비, 장벽 근육들의 탄력성 약화, 잘못된 배변 습관과 식습관, 운동 부족이 나타나기 쉽다. 또한 질병에 따른 식이요법이나 식이 제한, 약물 복용에 의한 입맛의 변화로 식욕 저하가 나타나기도 한다. 다른 한편으로는 영양 지식이 부족하거나 유행 식품만을 섭취하거나 극단적 기호도를 보이거나 생소한 음식을 배척하거나 식생활비 부족과 식사 무관심 및 심리적 스트레스 혹은 혼자서 식사하기 등이 노인들의 식생활에 영향을 주게 된다.

노인의 영양요구량에 영향을 미치는 요인으로는 우선 노화에 따른 생리적 변화가 있다. 나이가 들면 제지방 체중이 감소하고 뼈의 무기질량 감소, 소화기 기능 약화, 치아 탈락, 저작력 약화, 소화 효소 분비 감소, 장 운동의 둔화, 소장에서 칼슘 흡수 감소 및 맛과 냄새에 대한 감각 감소, 면역 기능의 감소, 말초조직에서 지용성 비타민의 이용 감소, 피부에서 비타민D 합성 감소, 운동 기능 감소, 사구체 여과율과 영양소 재흡수량 감소가 나타난다.

나이가 들면서 나타나는 영양소의 대사적 변화는 다음과 같다.

나이가 들면서 나타나는 신체 변화, 즉 수분이 감소하고 지방세포가 증가하는 등의 체성분의 변화는 활성조직을 감소시키고 기초대사를 저하시킨다. 노화에 따른 운동량 감소는 소비 열량을 감소시키며, 따라서 과도한 열량을 섭취하면 지방이 침착되어 비만이 초래되고 고혈압증과 동맥경화증의 위험을 증가시킨다.

또한 나이가 들면 당 내구력의 저하 및 탄수화물의 대사 능력이 저하된다. 따라서 과잉의 탄수화물을 섭취하면 당뇨병 유발의 원인이 될 수 있으며 혈중 중성지방 농도 상승을 초래하게 된다. 식이섬유소 섭취는 변비 해소에 큰 도움이 되므로 신선한 채소나 과일을 많이 섭취한다.

나이가 들면서 체지방 증가가 나타나게 되고, 이에 따라 동맥경화증과 혈중 콜레스테롤 증가, 고혈압 및 심장병 발생의 위험이 커지게 된다. 지방의 소화 흡수에 관여하는 담즙 및 리파아제 분비가 저하되므로 지방이 많은 육류 등의 섭취를 줄이고 지방의 열량 구성비는 20% 내외가 되도록 한다.

노인의 경우 대사 능력의 변화는 없으나 섬유질이 많은 채소류의 섭취나 유지류의 섭취량이 줄어들며, 지방의 소화 흡수 능력이 떨어지게 됨으로써 카로틴의 섭취 및 그 이용률이 저하되어 비타민A가 부족되기 쉽다. 노인의 식사에서 채소류는 소화가 용이하게 삶거나, 비타민A를 강화시킨 마가린에 볶고, 생채소를 주스로 하여 섭취하도록 한다.

노화에 따라 위산의 산성 감소와 장내 세균의 변화로 비타민B_1의 흡수가 잘 되지 않아 부족증이 일어날 수 있다.

또한 노년기에는 비타민B_2 혈중 농도와 요 중 배설되는 양이 젊은이에 비해 약 1/3에 불과하며, 이것은 신장의 비타민 B_2 배설 능력의 저하에 의한 것이다. 따라서 비타민 B_2의 충분한 섭취가 필요하다.

비타민C가 결핍되면 출혈, 치아의 탈락, 상처 회복의 지연, 뇌출혈, 동맥경화, 당대사 장애, 철분 결핍성 빈혈이 발생한다. 비타민C는 멜라닌 색소와 관계되는 티로신(tyrosine) 대사에 필수적이며 부신 호르몬의 생성과 이용에 관여하고 약물의 해독, 조직의 산화 환원에도 관여한다. 노인의 경우 일반적으로 채소류의 생식은 좋아하지 않고, 분량도 젊은 사람처럼 많이 섭취하기가 곤란하므로 믹서에 갈아 액즙 상태로 섭취하

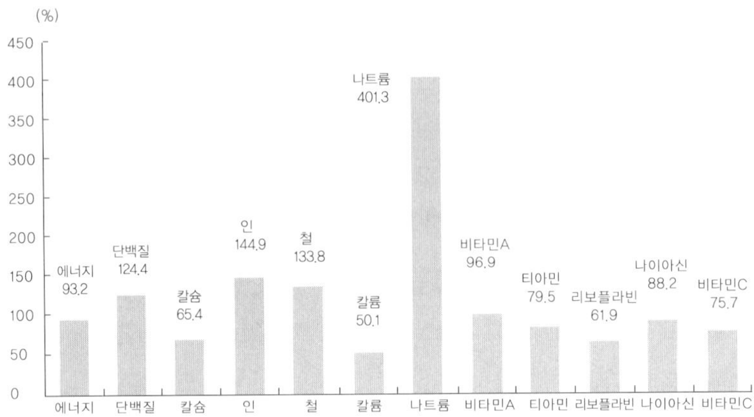

그림 10-6 65세 이상 한국 노인의 영양소별 섭취 기준에 대한 평균 섭취 백분율

거나 과일을 먹는 것이 효율적이다.

노화와 함께 약해지는 뼈 조직의 보호를 위해서는 비타민D가 필요하다. 과잉일 때는 체내 인산과 칼슘의 과잉으로 신장, 동맥, 골절, 평활근 등에 칼슘의 침착이 일어나서 동물의 경우 조로증을 나타낸다. 장기간 복용할 때는 주의한다.

노년기에는 비타민B_{12} 흡수 능력이 젊은이보다 떨어지며 혈중 농도도 저하된다. 이것은 위액에 있는 비타민B_{12} 결합 능력을 갖는 물질이 젊은 사람보다도 적기 때문인 것으로 보인다.

위산의 산성 저하로 소장에서 칼슘의 흡수가 떨어짐으로써 칼슘 부족이 일어나 뼈 조직이 약해지는 골다공증을 보이기도 한다.

노년기에는 음식 섭취량이 줄어들고 소화관의 기능 저하로 조혈 성분인 철의 부족과 그 이용이 저하되어 조혈(造血)이 나빠짐에 따라 빈혈을 일으키고, 신장의 동맥경화증일 때는 신장에서 생산되는 조혈 인자가 감소되고 체액의 이상을 가져오게 된다.

(2) 우리나라 노인들의 영양 실태

우리나라 노인의 경우 영양소의 섭취량이 다른 연령층에 비해 낮으며, 이것은 특히 75세 이상 노인의 경우 더욱 심각한 것으로 나타났다. 칼슘(65.4%), 포타슘(50.1%), 비타민B_2(61.9%), 비타민C(75.7%), 비타민B_1(79.5%), 나이아신(88.2%), 에너지(93.2%), 비타민 A(96.9%)의 평균 섭취량이 모두 권장량에 미달되며, 특히 포타슘, 칼슘, 비타민B_2, 비타민 C 등의 섭취량이 저조했고, 주로 탄수화물 식품을 선호하여 지방의 섭취는 비교적 저조하고 우유나 유제품의 섭취는 극히 낮은 편이었다.

(3) 노인들의 식사 관리

가장 이상적인 노인식은 노화로 인한 노인의 생리적인 변화와 기호도를 반영하면서, 노인에게 중요한 에너지 필요량과 단백질을 충분히 공급할 뿐 아니라 만성질환의 예방과 관련 있는 항산화 비타민(A, C, E)과 파이토케미컬(phytochemicals), 오메가(ω)-3 지방산, 셀레늄, 마그네슘, 칼슘 및 아연 등의 무기질이 풍부한 식사이다. 식사는 노인의 영양 요구량을 충족시킬 수 있는 동시에 미각과 기호를 고려해야 한다. 노인식을 조리할 때는 씹기 쉽고 소화가 잘 되는 식품과 조리법을 선택하며 식욕을 촉진시키도록 색과 모양 및 향 등을 다양하게 만든다. 또한 단맛과 짠맛을 선호하므로 다양한 소스와 향신료를 이용한다.

노인들이 좋아하는 식사로는 죽은 완전히 갈은 죽보다는 통째로 끓인 죽을 더 좋아하며 밥은 진밥보다는 보통 수분 함량의 밥을 더 좋아하는 것으로 나타났다. 김치는 너무 잘게 다진 것보다는 1~2cm 정도의 크기를 더 좋아했으며, 국은 콩나물국의 경우 소금을 0.7~0.8% 넣은 것을 선호했고, 된장국은 된장을 7% 넣은 것을 가장 선호하는 것으로 나타났다. 밥은 영양밥처럼 영양이 풍부하고 다양한 식품이 들어간 밥이 만족도가 높았고 단백질 식품을 이용할 때는 다지거나 갈아서 먹기 쉽고 부드럽게 제공하면 선호도가 높아졌다. 생채소는 소금의 양을 줄인 저염 소스를 제공함으로써 만족도를 높이고 식염의 섭취도 줄일 수 있다. 과일은 먹기 쉽고 시지 않은 것을 제공하는 것이 좋다. 우유에 단호박, 고구마, 사과 등을 갈아서 제공하면 우유 섭취가 적은 노인들에게 좋은 간식으로 활용될 수 있다.

노인들의 식사를 준비할 때는 채소, 고기, 생선, 콩 제품 반찬을 골고루 넣도록 하며, 비타민과 무기질 등 영양적으로 균형 잡힌 식사를 제공해야 한다. 단백질은 양보다 질적으로 섭취할 수 있도록 양질의 단백질을 제공하고 식이섬유소를 충분히 섭취할 수 있도록 한다. 골다공증 방지를 위한 칼슘과 여러 비타민과 무기질을 함유하는 우유와 과일을 충분히 섭취하도록 하며, 짠 음식을 피하고 싱겁게 먹을 수 있도록 염분 섭취량을 제한한다. 또한 많이 움직여서 식욕과 적당한 체중을 유지하도록 한다.

노인들의 입맛을 살리기 위해서는 재료 써는 방법이나 상차림을 연구해서 아름답게 보이게 함으로써 식욕이 일어나도록 한다. 음식은 너무 뜨겁지 않도록 적당한 온도일 때 제공하며, 짠맛에 대한 감각의 둔화로 짜게 먹는 경향이 있으므로 짠맛을 너무 제한하면 식욕을 잃기 쉽다. 조림보다는 수분이 많은 요리나 찜과 튀김은 싱거워도 비교적 먹기 쉽고 열량 섭취도 증가시킬 수 있다. 씹는 능력이 저하된 노인의 경우 음식을 먹기 쉬운 크기로 자르거나 칼집을 넣어 조리하고 특히 섬유질이 많은 식품은 씹기 쉽도록 잘게 썰어 조리하거나 조리한 후 다지도록 하며 믹서에 갈거나 으깨는 방법으로 씹기 쉽도록 보완한다.

(4) 장수 노인의 식생활

전북 순창과 전남 보성, 곡성, 영광, 함평, 담양, 구례와 경남 거창, 산청, 경북 예천 등 10대 장수 지역에 사는 100세 이상 노인 63명(남자 8, 여자 55명)의 가정을 직접 방문해 현장 관찰을 하고 인터뷰한 결과 장수

◈ 어르신을 위한 식생활 실천 지침

- 채소, 고기나 생선, 콩 제품 반찬을 골고루 먹자.
  - 다양한 채소 반찬을 매끼 먹습니다.
  - 고기나 생선, 계란, 콩 제품 반찬을 매일 먹습니다.
- 우유 제품과 과일을 매일 먹자.
  - 우유, 요구르트나 두유를 매일 먹습니다.
  - 다양한 제철 과일을 먹습니다.
- 짠 음식을 피하고, 싱겁게 먹자.
  - 장아찌, 젓갈 같은 짠 음식을 적게 먹습니다.
  - 음식을 만들거나 먹을 때 소금이나 간장을 적게 사용합니다.
  - 국과 찌개의 국물을 적게 먹습니다.
- 많이 움직여서 식욕과 적당한 체중을 유지하자.
  - 자신에게 알맞은 운동을 규칙적으로 합니다.
  - 많이 걷고 움직이는 생활을 합니다.
- 술은 절제하고, 물을 충분히 마시자.
  - 되도록 술을 마시지 않습니다.
  - 술을 마실 때는 하루 1잔 이내로 제한합니다.
    (1잔은 소주로는 1.5잔, 맥주로는 1캔, 양주로는 1잔에 해당됩니다.)
  - 물을 자주 마십니다.
- 세 끼 식사와 간식을 꼭 먹자.
  - 세 끼 식사를 규칙적으로 합니다.
  - 조금씩 자주 먹습니다.
- 음식은 먹을 만큼 준비하고, 오래 된 것은 먹지 말자.
  - 음식은 한꺼번에 많이 만들지 않습니다.
  - 남은 음식은 바로 냉장 보관하고, 오래 된 것은 버립니다.

노인들의 식단 구성은 밥+국(찌개)+반찬이 61.2%를 차지해 밥+국 또는 밥+반찬보다 월등히 많았고, 이 중 국(찌개)은 채소와 두부를 넣은 된장 · 고추장찌개가, 반찬으로는 나물류가 다른 음식보다 자주 밥상에 올랐다.

이것은 항산화 물질이 함유된 채소류를 많이 섭취함으로써 노화 방지에 효과가 있으며, 특히 삶은 채소나 데친 나물류는 독성이 없어지는 한편 섬유소가 부드러워져 소화를 돕는 역할도 하는 것으로 볼 수 있다. 실제 장수 노인 중 96.8%는 가장 좋아하는 식품으로 채소류를 꼽았으며, 콩류, 해조류, 과일 등이 뒤를 이었다. 음식으로는 밥과 함께 부침, 조림, 나물 등에 대한 선호도가 높았다. 특히 노인들 가운데 절반은 된장, 쌈장, 고추장 등 장류를 항상 먹는 것으로 조사되어 발효식품이 장수식품임을 보여 주었다.

4. 노년기의 신체 활동과 운동관리

(1) 노인 운동 프로그램의 목적

노년기는 국제적으로나 사회적으로도 65세 이상으로 정의하는 것이 타당하기는 하나, 관점에 따라 개인차가 크고, 체력 연령으로 볼 때는 일치하지 않을 경우도 있다. 노화는 신체 기능의 퇴행이라고 말하고 있으나, 특징을 보면 예비력 저하, 반응의 둔화, 회복의 지연, 재생력의 감퇴로 간략하게 설명할 수 있다.

그러므로 노인층을 위한 운동은 젊은 사람이 운동 수행 능력과 외모에 더 관심을 보이는 반면에 나이가 듦에 따라 건강 증진과 일반적인 건강에 더 중요성을 표시한다. 노인을 위한 운동 프로그램의 주요 목적은 일반적인 건강의 증진과 그들 스스로를 잘 돌보는 능력을 증가시키는 것이며, 인생의 후반기를 더욱 잘 지낼 수 있도록 함으로써 결과적으로 노화를 방지하는 데 있다.

노인층을 위한 일반적인 운동 프로그램의 목적은 첫째 자기 보호 능력 및 일반적인 복지 향상에 있으며, 둘째 순환 기능 및 일반적인 지구력 향상에 있고, 셋째로는 근력 및 근지구력 향상을 들 수 있으며, 그 밖에도 유연성, 협응성 및 평형성 유지 및 향상과 사회적 교제 및 즐거운 생활 방식의 최대화, 체중 조절 및 영양 상태 향상, 소화 기능 보조 및 변비 현상 감소, 이완 증진, 근심, 우울증 및 정신적 저하 해소, 성행위 활성화 유지 등의 목적을 들 수 있다.

(2) 노인 운동 프로그램의 내용

연령에 따른 운동 처방시 고려해야 할 의학 · 생리학적, 심리적인 요인들은 다음과 같다.

의학 · 생리학적 요인

순환 · 호흡 기능이 감소하고 중간 및 고강도 운동 수행력이 부족해지며 외부 생리적 자극에 대한 적응 및 회복 능력이 감소(운동, 고온 및 저온)된다. 그리고 신체적 트레이닝의 적응 가능성이 감소(개선의 범위 및 효율)되며, 근육 약화 및 피로가 증가되고, 골격, 관절 및 힘줄(腱)의 기능 퇴화 현상을 일으키고 근육 통증 및 상해의 발생 가능성이 증가된다. 또한 평형성 및 신경근육 협응성의 장해를 일으키고, 노인성 보행과 발의 문제점이 나타난다.

심리학적 요인

활동적인 생활에 대한 동기 유발이 부족해지고, 젊은이 및 노인의 활동적인 정도, 가능성 및 의무 사항에 대한 인식이 부족하게 되며, 억제 및 저하의 증가 현상을 보이고, 신체적인 활동에 대한 부정적인 태도를 나타내며, 자기 이미지에 대한 왜곡 요인이 나타난다.

(3) 운동 처방 내용

운동 처방 내용은 노인들이 수행 가능한 운동 빈도, 지속 시간, 운동 강도, 운동 형태가 혼합되어야 한다.

① 운동 강도

과도한 운동 강도는 뼈, 관절, 신경근육에 쉽게 피로를 초래하며, 상해를 입을 가능성이 높다. 낮은 강도에서 높은 강도로 점차적으로 증가시키는 방법을 적용해야 한다. 좌식(座式) 생활을 한 사람은 운동 능력이 제한적이므로 더욱 낮은 운동 강도 적용이 요구된다(최대 산소 섭취량의 30~ 40%). 그리고 최대 산소 섭취량의 40~70% 로 점차 증가해 나간다.

② 운동 시간

개인차 고려 30분/ 1회

③ 운동 빈도

3회/주

④ 운동 형태

대근육 활동 중심으로 리드미컬하고 지속적인 운동 형태가 강조된다. 걷기와 조깅, 자전거 타기, 수영 등 협응성, 평형성, 유연성 향상에 도움을 주는 운동이 좋다.

노년기에 적당한 운동은 우선 안전해야 하고, 효율성이 있어야 하며, 승부를 떠나서 재미있고 즐거워야 하고, 그날의 건강과 기후 조건에 맞추어 무리하지 말아야 하며, 어디서나 누구하고도 간단하게 할 수 있는 운동이면 좋고, 지속적으로 하는 것이 중요하다. 이것이 바로 노년기 운동의 기본 조건이다.

노년기에는 사회적으로나 외부에서 여러 사람들을 접촉할 기회가 적으므로 다른 사람과의 교류를 가지는 운동은 스트레스 해소에도 도움이 된다. 새로운 사람과 새로운 우정과 친근감을 쌓아감으로써 건강 증진과 더불어 즐거운 생활을 할 있는 운동이야말로 이상적인 것이다.

구체적인 운동으로는 자율신경 조절 장애 예방 운동, 자연로를 걷는 운동, 게이트볼, 유연 체조, 스트레칭 체조, 가벼운 수영, 가벼운 조깅, 가벼운 등산, 오리엔티어링(orienteering), 골프 등이 있다.

그러나 실제로 손쉽게 할 수 있는 운동은 자율신경 조절 장애 예방 운동, 걷기운동, 체조, 게이트볼 등 네 가지 종목이며, 때로는 경기적 분위기를 가지고 즐길 수 있다. 즉 무리가 없는 유산소 운동과 자율신경 조절 강화 운동을 하는 것이 바람직하다.

(4) 노년기의 자율신경 운동장애 예방

노년기의 자율신경 실조증

노인들은 심리적 불안감, 정서적 불안, 고독감 증대, 사회경제적 상실감 등으로 심리적으로 매우 곤경에 처하게 되어, 불안 · 초조 · 걱정 등으로 자율신경 실조증을 초래하게 된다.

자율신경 실조증이 나타나면 권태감과 더불어 전신에 증상을 보이고, 신체 각 기관의 여러 부분에서 증상이 나타나게 되며, 안절부절하는 정신적 증상을 수반하게 되어 노년 생활에 장해를 가져오게 된다. 자율신경은 자신의 의사와는 관계없이 자동적으로 자극과 정보에 반응해 신체의 기능을 조절한다. 예를 들면, 운동 등으로 몸을 움직이면 심장의 박동 수가 빨라진다. 이것은 운동에 의한 근육이 다량의 산소를 소비함으로써 이에 자율신경이 반응하며, 그만큼 분량의 산소를 근육으로 운반하기 위해서 심박동을 빠르게 시키는 것이다. 또한 더울 때에 몸에서 땀이 흐르고, 추울 때에 몸에 소름이 끼치거나 몸을 떠는 현상은 체온을 조절하기 위한 자율신경이 일을 하는 결과에 따르는 것이다.

자율신경은 시시각각 때나 상황에 따라 신체를 잘 적응시키기 위해 신체 내부로부터, 또는 신체 외부로부터의 정보와 자극에 대해서 자동적으로 작동함으로써 호흡, 심장 박동, 소화, 체온 조절 등 생명을 유지하기 위해서 필요한 근원적인 역할을 하고 있다.

또한, 자율신경은 운동과 기온 등의 물리적인 자극에 대해서 반응할 뿐만 아니라 정신적인 자극에도 반응한다. 예를 들어 갑자기 소스라치게 놀랄 때도 심장이 반응하며, 많은 사람 앞에서 발표 따위를 하기 전에는 긴장해서 박동이 빨라지게 된다. 이것도 자율신경 때문이다. 자율신경은 감정을 가진 고등동물인 사람에게 더욱 그 중요도가 높다. 이러한 자율신경이 정상적으로 기능을 발휘하지 못한다면, 자율신경 실조증에 걸리게 된다. 이렇게 되면 때때로 일어나는 모든 상황에 대해서 심신이 적절하게 반응하지 못하게 되고, 이에 따라 건강한 노년 생활을 유지할 수 없게 되고 만다.

자율신경의 균형 붕괴 원인

자동적으로 생명 활동을 유지하고 있는 자율신경은 뇌에 의해 조절된다. 뇌는 크게 대뇌피질, 대뇌변연계, 시상하부로 나눌 수 있다.

① 본능과 욕구가 억제될 때 붕괴

자율신경은 시상하부에 의해 조정을 받는다. 이 시상하부는 대뇌변연계의 지배를 받으며, 대뇌변연계는 대뇌피질에 지배를 받는다. 그러기 때문에 본능적인 욕구와 희로애락 등의 정동이 대뇌변연계에서 일어난다고 해도 대뇌피질에서 생긴 이성이 지나치게 강해서 욕구와 감정을 억제시키게 되면 대뇌피질과 대뇌변연계 사이에는 마찰이 생기게 된다. 이러한 영향은 대뇌변연계와 시상하부 사이의 전달도 원활하게 이루어지지 않기 때문에 시상하부의 자율신경은 잘 조정되지 못하게 된다.

② 불쾌한 자극이 계속될 때 교감신경의 흥분 지속

깜짝 놀랐을 때, 또는 공포 등의 불쾌한 자극을 받으면 교감신경이 흥분해서 떨리고, 땀이 많이 나게 된다. 자극이 일시적이라면 자동적으로 부교감신경이 작용하여 떨리고 땀이 많이 나는 것을 멎게 해 준다. 그러나 불쾌한 자극이 장시간 계속되고 정신적으로 부담이 지나치게 커지게 되면 교감신경과 부교감신경의 균형이 깨지면서 신체의 내 · 외부로부터 자극과 정보에 대해 적절하게 반응하지 못하게 된다.

③ 불규칙한 생활 양식으로 인한 붕괴

보통 자신의 신체는 주간의 활동 시간대에는 교감신경이 주로 활동하게 되고 밤에는 휴식 시간대로서 부교감신경이 주로 활동한다. 밤샘을 하거나, 아침에 잠을 늦게까지 자게 되면 이 리듬이 일그러지고 만다. 노인들이 잠이 오지 않는다고 새벽에 잠이 들어 불규칙한 생활을 계속하게 되면 시상하부의 조절 기능에 손상을 주게 되어 자율신경의 기본적인 리듬이 역전해 버린다. 휴식을 취할 시간에 교감신경이 흥분하게 되어 노인들이 떨리거나 땀이 많이 나는 증상이 나타나게 된다. 반대로 활동해야 하는 시간에 교감신경이 정상적으로 작용하지 않으면 숨이 차오고, 피로감들을 느끼게 되는 것이다.

④ 호르몬 분비의 이상으로 인한 붕괴

뇌의 시상하부는 호르몬 분비와 깊게 관련이 있다. 대뇌피질로부터의 자극이 대뇌변연계를 통해 전해지면 시상하부가 뇌하수체에 지령을 보내 뇌하수체가 그것을 받아 그대로 호르몬의 분비를 증진시키거나 때로는 감소시키거나 한다. 강한 스트레스를 받게 되면 대뇌피질로부터 불쾌한 자극이 시상하부에 전달되어 결과적으로 호르몬 분비에 변화를 일으키게 된다. 호르몬이 신체의 기능을 정상적으로 유지시키는 일을 하는 데 분비 불량이 되면 자율신경도 그 영향을 바로 받아서 균형을 붕괴시키고 만다.

⑤ 신체적 · 정신적 스트레스에 의한 붕괴

일반적으로 신체적 · 정신적 자극을 스트레스라고 한다. 노인들은 내 · 외부적으로 스트레스를 많이 받고 살아간다. 특히 노인들은 가족 관계, 친구 관계, 이웃 관계 등에서 소외감 등 고독감과 더불어 인간 관계에 대한 스트레스를 많이 받고 있다.

자율신경 실조증과 운동의 효과

노인들을 위한 운동은 유연한 운동이 효과적이며 평상시 잘 쓰지 않는 근육을 움직여 주는 데 그 의미가 있다. 근육에는 근긴장 섬유(tonofiboil : 근 긴장에 관여하는 근육섬유)가 있는데 이것은 뇌의 시상하부와 이어져 있다. 그래서 근육 자극을 받으면 시상하부에서 분비를 활성화시킨다. 특히 뇌내 모르핀이 분비되어 기분도 좋아진다. 그렇게 되면 자율신경의 교감신경과 부교감의 균형을 가져온다. 특히 근육을 신전시키고 이완시키는 운동은 노인들에게 매우 유익한 운동이다. 대뇌피질과 대뇌변연계의 과도한 활동을 누르고 자율신경의 균형을 잡게 해준다. 즉 운동을 통해서 심신을 이완 운동을 시킴으로써 근육의 긴장이 해소되고 수족의 온도도 올라가게 되며 맥박 수는 줄이고 호흡도 가빠지지 않으며 혈압이 낮추어지고 신체 각 기관들이 균형을 이루게 된다. 또한 뇌파를 관찰해 보면 알파(α)파의 증가가 나타난다. 이것은 바로 교감신경의 흥분이 가라앉고 부교감신경이 작용한 결과이다. 그러므로 정동중추를 활성화시키는 운동들은 자율신경 실조증을 예방하고 감소시키는 데 도움을 준다.

자율신경 실조증 치료운동의 예

① 자율훈련 운동 방법

자기 암시의 방법으로서 긴장을 풀어 주고 제거해 주는 '자율훈련운동'이 있다. 자율신경 실조증의 대표적 치료 운동 방법이다. 무리하게 하지 않도록 하며 자연스럽게 해야 하는 것이 키 포인트이다.

자기 자신에게 자기 암시를 걸어서 가볍게 수면 상태에 들어가 심신을 이완시키고, 대뇌피질과 대뇌변연계의 과도한 활동을 억제시키고 자율신경의 균형을 잡는 운동법이다.

- 사지의 무게감(중압박감) 훈련운동
- 중량감 훈련운동
- 온감 훈련운동

② 손과 팔의 운동

- 양손을 쥐었다 폈다 하는 동작을 5~6회 반복한다.
- 마지막 정리 동작으로 크게 두 팔을 펴서 제치면서 눈을 뜬다.

위의 운동들은 모두 전신을 이완시켜서, 또는 특정 기관의 긴장을 제거하거나 사지의 중압감 훈련, 사지의 온감 훈련을 통해서 자율신경의 균형을 잡아 주는 운동들이다.

③ 근이완 운동

어깨, 목, 팔등의 근육을 긴장시켰다가 풀었다 하면서 근이완 운동을 통해 자율신경의 붕괴에서 예방과 회복을 시켜 주는 것이다.

근육의 어느 부위에 의식적으로 힘을 주어서 긴장시킨 후 다시 힘을 빼면 신경도 동시에 이완한다. 근이완 운동법은 이런 원리를 한 이완법으로서 자율신경 실조증의 치료에 효과적이다. 어깨와 목의 근육 등 스스로 긴장시켰다가 풀었다 하게 되면 심신을 스스로 조절할 수 있게 되어 자율신경의 균형을 잡아 주는 일이 가능하게 된다.

이 운동의 실시 요령은 5~7초간 힘을 주었다가 그 후 천천히 힘을 뺀다. 이 때에 힘을 넣었을 때 느낌(긴장 상태)과 힘을 뺄 때의 느낌(이완 상태)을 잘 느끼도록 하고 그 감각의 차이를 기억하는 것이 중요하다. 몇 번이고 연습하고 신체 감각을 일단 습득하게 되면, 어느 순간 긴장을 하게 되어도 금방 힘을 빼면서 긴장을 해소시킬 수 있게 된다.

이완 효과가 높은 이완운동법

a. 목운동

- 턱을 쳐들고 목을 뒤로 젖혀서 힘을 준다.
- 목을 앞으로 숙이고 쉰다.

b. 고개 돌리기 운동

- 목에 힘을 주고 얼굴을 천천히 오른쪽으로 돌리고 멈춘다.
- 천천히 정면을 제자리에 돌리고 목을 살짝 숙인다.
- 좌측도 우측처럼 실시한다.

c. 상체를 움츠렸다 펴기 운동법

- 주먹을 쥐고 무릎을 구부리고 어깨를 움츠렸다가 양쪽 어깨를 쫙 펴 준다.
- 가슴을 펴고 등을 쫙 펴서 긴장시킨 다음 푼다.
- 등을 넓혔다가 가슴을 웅크리면서 긴장시켰던 힘을 빼고 쉰다.

d. 팔운동

- 주먹을 쥐고 팔을 앞으로 쭉 편다
- 팔꿈치를 구부리고 어깨와 팔에 힘주어 잡아당긴다.
- 천천히 팔을 펴서 쫙 편다.
- 팔의 힘을 뺀다.

④ 전신운동(코브라 포즈)

- 엎드려 누운 자세에서 팔을 구부리고 손을 가슴 아래에 놓는다.
- 숨을 들이마시면서 천천히 상체를 일으킨다.
- 양팔로 힘을 주어 하반신을 일으킬 때 하반신이 바닥에서 떨어지지 않도록 한다.

⑤ 전신의 힘을 통일시키는 포즈

가. 눈은 한 점을 응시한 자세를 취한다.

- 주먹을 쥔 채 무릎을 뒤로 향한다. 숨을 쉰다.
- 목소리를 내면서 무릎을 구부리고 숨을 내쉬면서 하반신으로부터의 힘을 복근에 집중시킨다.
- 조용하게 펴가면서 들이마신다.

나. 엎드린 자세를 취한다.

- 누운 자세에서 양팔을 허리 아래에 넣고 숨을 들이쉬면서 양다리를 천천히 올린다. 다리를 위로 올릴 수 있는 데까지 올리고 30초 정도 그대로 유지한다.
- 숨을 멈춘 상태에서 의식을 골반과 척추에 집중시킨다.

• 다리를 아래로 내리면서 숨을 조용히 내쉰다.

⑥ 마사지 운동

가. 칫솔 이용 운동

• 온몸을 칫솔을 이용해 마사지한다. 피부 감각 자극을 통해 정동중추가 자극을 받으면 시상하부가 자율신경의 교감신경과 부교감신경을 조절하게 된다.

나. 피부 및 근육 자극운동

• 물 속 걷기(deep water walking)
• 구슬 수영
• 수건 운동
• 걷기

⑦ 지각운동 기능 활동(perceptual motor skill activity)

• 신체 균형잡기 운동(balance)
• 손과 눈의 협응 운동(hand-eye coordination)
• 눈과 발의 협응 운동(eye-foot coordination)
• 형태 지각 운동(form perception motor)

⑧ 전완운동

• 요척 관절 운동(아래팔 회전 운동)
• 전완 기구 운동
• 일상 생활 중 요척 관절 운동

⑨ 부교감신경 자극 운동

- 발목운동 → 등과 고관절 주변, 천골 · 요추 진동운동 → 면역력 강화 → 냉증, 비만, 변이, 불면증, 무릎 통증, 요통 감소
- 똑바로 누운 자세 (1일 3분)

발을 어깨 넓이 정도 벌림 → 발목을 바깥쪽으로 벌렸다가 안쪽으로 오므림(외번, 내번)

참고 문헌

강명근 외(2005). 『보건관리학』. 보문각.

강상조(1999). 『청소년체육』. 사회체육진흥회.

강익화 · 고명숙 · 김태숙 외(2005). 『간호학 개론』. 수문사.

고려대학교 의과대학 · 보건복지부(2005). 『전국 인공임신중절 실태조사 및 종합대책 마련』.

국민건강보험공단(2005). 『2005 건강보험심사통계지표』.

권순자 외(2006). 『웰빙식생활』. 교문사.

김기웅(1999). 『아동체육』. 사회체육진흥회.

김명 · 서미경 · 서혜경 · 김영복(2001), 『보건교육 이론과 적용』, 계축문화사.

김명자 · 박형숙 · 조계화(2003). 『간호과학』. 현문사.

김문실 외(2007). 『가족건강관리』. 이화여자대학교출판부.

김영혜 · 권봉숙 · 김은희 외(2003). 『아동간호학 총론』. 현문사.

김은경 외(2004). 『생활주기 영양학』. 신광출판사.

김조자 외(2002). 『성인간호학 I, II, III, IV』. 현문사.

김혜숙(2000). 『간호학개론: 전문직론』. 현문사.

김화영 · 강명희 · 조미숙(2001). 『영양 상태 판정』. 신광출판사.

김화영 외(2004). 『임상영양학』. 신광출판사.

구재옥 외(2007). 『영양교육의 이론과 실제』. 파워북.

램버트, 존 D.(1996). 『인간의 시작』. 햇살과 나뭇꾼 옮김. 아름드리.

매큐언, 토머스(1996). 『질병의 기원』. 서일 · 박종연 옮김. 동문선.

모수미 외(2006). 『지역사회영양학』. 교문사.

문상식(2001). 주관적 건강 인식과 건강검진 결과의 비교분석을 통한 건강행위 연구, 『한국보건교육 · 건강증진학회지』, 18(3): 11-36.

문옥륜 · 박세택 외(2000). 『의료보장론』. 신광출판사.

박정호 · 김매자 · 이선옥(1997). 『新간호학개론』. 서울대학교출판부.

박태선 · 김은경(2006). 『현대인의 생활영양』. 교문사.

보건복지부(2005). 『새국민건강증진종합계획(Health Plan 2010)』.

보건학개론 편찬위원회(1998). 『보건학개론』. 서울대학교출판부.

새국민건강증진종합계획(Health Plan 2010), 보건복지부, 2005.

서일 · 이강희(1997). 한국인 관상동맥질환의 위험 요인, 『한국지질동맥경화학회지』, 7(2): 125-132.

아커크네히트(1989). 『세계 의학의 역사』. 허주 옮김. 지식산업사.

양순옥 · 이홍자 · 한영란 외(2005). 『건강한 성 건강한 가족』. 정문각.

여성건강간호교과연구회(2003). 『여성건강간호학 Ⅰ』. 수문사.

이경혜 · 이영숙 외(2004). 『여성건강간호학 Ⅰ』. 현문사.

이명하 · 장금성 · 김인숙 외(2003). 『간호전문직과 간호윤리』. 현문사.

이영숙(2006). 『임산부운동』. 한국건강과학에어로빅협회.

이화여자대학교 간호과학대학(2000). 『간호과학대학 45년사』.

장정옥 외(2007). 『21세기 영양과 건강』. 보문각.

전국대학보건관리학교육협의회(2007), 『생활과 건강증진』, 계축문화사.

정찬모(2000). 『체력과 건강의 이론과 실체』. 혜민기획.
최영희 외(2006). 『노인과 건강』. 현문사.
통계청(2006). 『2005 사망원인 통계연보』.
하나선 · 공병혜 · 신미자 외(2003) 『간호철학과 간호 역사』. 현문사.
하루야마 시게오(1996). 『뇌내혁명』 1, 2, 3. 반광식 옮김. 사람과 책.
한국영양학회(2005). 『한국인 영양섭취 기준』. 국진기획.
홍양자(2000). 『건강과 운동』. 21세기교육출판사.
홍양자(2005). 『노화와 운동』. (사)한국여성체육학회.
황상익 편저(1998). 『문명과 질병으로 보는 인간의 역사』. 한울림.
대한영양사협회 http://www.dietitian.or.kr/data/management/index.asp
보건복지부 http://www.mohw.go.kr/
보건산업진흥원 www.khidi.or.kr
세계보건기구 http://www.who.int/
통계청 http://www.nso.go.kr/
한국보건사회연구원 http://www.kihasa.re.kr

松本清一(2003). 『中高年の運動指導テクニミク』. 東京: 文光堂.
松浦義行(2005). 『身體發育發達論序說』. 不昧堂.
井出雅(2003). 『自律神經系失調症』. 東京: PHP研究所.
池上晴夫(1982). 『運動處方』. 朝倉書店.
荒川規矩男(1985). 高血壓患者の運動療法, 『呼吸と循環』 33: 1435-1442.

Bandura, A.(1977). *Social learning theory*. Prentice-Hall, Inc.
Becker, M.H.(ed.).(1974). The Health Belief Model and Personal Health Behavior, *Health Education Monographs*, 2: 324-473.
Blum, H.L.(1974). *Planning for Health--Developmental Application of Social*

Change Theory. New York: Human Sciences Press.

Dever, G. E. Alan(1980) *Community health analysis : A holistic approach*. Aspen System Corporation.

DiClemente, R. J., Crosby, R. A., & Kegler, M. C.(2002). *Emerging Theories in Health Promotion Practices and Research*. Jossey-Bass.

Doll, R., & Pete, R.(1981). The causes of cancer: quantitative estimates of avoidable risks of cancer in the United States today. *J. Natl Cancer Inst* 66: 1191-1308.

Downie, R. S., Fyfe, & C., Tannahill, A.(1991). *Health Promotion: Models and Values*. Oxford Medical Publications.

Downie, R. S., Tannahill, Carol, & Tannahill, Andrew(1996). *Health Promotion: Models and Values*, 2nd ed. Oxford University Press.

Duncan, J. J.(1985). The effects of aerobic exercise on plasma catecholamines and blood pressure in patients with mild essential hypertension, *JAMA* 254: 2609-2613.

Green, Lawrence W. & Kreuter, Marshall W.(1991). *Health Promotion Planning; An Educational and Environment Approach*. Mayfield Publishing Company.

Hagberg, J. M.(1984). The effect of exercise training on human hypertension, *A Review. Med. Sci. Sport Exerc.* 16: 207-215.

Healthy People; The Surgeon General's Report on Health Promotion and Disease Prevention(1979). Washington DC, US Department of Health Education and Welfare.

Hurlock, Elizabeth Bergner(1950), *Child Development*. New York: McGraw-Hill.

McKenzie, J. F. & Smeltzer, J. L.(2001). *Planning, Implementing, and*

Evaluating of Health Behavior Change. Springer Publishing Company.

NCEP(2002). Detection, Evaluation, and Treatment of High Blood Cholesterol in Adults(Adults Treatment panel III) Final Report, NIH Publictation No. 02-5215 September 2002.

O' Donnell, Michael P.(1988). Health Promotion: An Emerging Strategy for Health Enhancement and Business Cost Savings in Korea(Unpublished).

Prochaska, J. O., & Velicer, W. F.(1997). The Transtheoretical Model of Health Behavior Change. *American Journal of Health Promotion*.

Reaven, G. M.(2005). The metabolic syndrome: Requiescat in Pace. *Clin. Chem.* 51: 931-8.

Rosenstock, I. M.(1974). Historical Origins of Health Belief Model, *Health Education Monographs*, 2: 328-335.

Seedhouse, David(1986). *Health: The foundations for achievement*, 2nd ed. John Wiley & Sons.

Shumaker, S. A., Schron, E. B., Ockene, J. K., & McBee, W. L.(1998). *The Handbook of Health Promotion Program*. Allyn and Bacon.

Simons-Morton, B. G., Greene, W. H., & Gottlieb, N. H.(1995). *Introduction to Health Education and Health Promotion*. Waveland Press.

The Lalonde Report(1974). *A new perspective on the health of Canadians.*

Tones, K., Green J. (2004). *Health Promotion: Planning and Strategies.*

WHO (1983). *Technical Report Series* 628. Arterial Hypertension.

Williams, B. K., & Knight, S. M.(1995). *Healthy for Life.*

Tufts 대학 www.navigator.tufts.edu

USDA 웹사이트 www.nalusda.gov/fnic/dga

찾아보기

통합적 접근을 통한

건강과학의 이해

펴낸날 1판 1쇄 2008년 3월 26일
3쇄 2013년 8월 28일
지은이 김 명 · 김옥수 · 조미숙 · 홍양자
펴낸이 김훈순 | **펴낸곳** 이화여자대학교출판부
주소 서울특별시 서대문구 이화여대길 52(우 120-750) | **등록** 1954년 7월 6일 제9-61호
전화 02) 3277-2965(편집) 02) 362-6076(마케팅)
팩스 02) 312-4312 | **전자우편** press@ewha.ac.kr | **홈페이지** www.ewhapress.com
디자인 정혜진 | **찍은곳** 한영문화사

ISBN 978-89-7300-774-5 93510

값 13,000원

* 잘못된 책은 바꾸어 드립니다.